北京城市癌症早诊早治项目卫生经济学评价

可持续性与健康素养

中国医学科学院医学信息研究所　编

清华大学出版社

北 京

图书在版编目（CIP）数据

北京城市癌症早诊早治项目卫生经济学评价：可持续性与健康素养 / 中国医学科学院医学信息研究所编 . -- 北京：清华大学出版社，2025. 3. -- ISBN 978-7-302-68611-8

Ⅰ . R73

中国国家版本馆 CIP 数据核字第 2025VK9219 号

责任编辑：仇竹丽
封面设计：钟 达
责任校对：李建庄
责任印制：杨 艳

出版发行：清华大学出版社
    网 址：https://www.tup.com.cn, https://www.wqxuetang.com
    地 址：北京清华大学学研大厦 A 座 邮 编：100084
    社 总 机：010-83470000 邮 购：010-62786544
    投稿与读者服务：010-62776969, c-service@tup.tsinghua.edu.cn
    质量反馈：010-62772015, zhiliang@tup.tsinghua.edu.cn
印 装 者：三河市人民印务有限公司
经 销：全国新华书店
开 本：185mm×260mm 印 张：9.25 字 数：185 千字
版 次：2025 年 3 月第 1 版 印 次：2025 年 3 月第 1 次印刷
定 价：99.00 元

产品编号：110920-01

编　委　会

主　编　邱五七　毛阿燕

副主编　董　佩　都　率　丁晗玥

编　者　王　坤　严晓玲　赵敏捷

　　　　　孟月莉　杨玉洁　胡　月

　　　　　朱　庆　张　颖

前　言

　　继2020年出版了专著《北京城市癌症早诊早治项目研究：费用与生命质量》后，北京城市癌症早诊早治项目卫生经济学评价项目组拟推出第2册基于现场调查的卫生经济学评价专著《北京城市癌症早诊早治项目卫生经济学评价：可持续性与健康素养》。

　　本研究主体包括三个部分，共八章。第一部分为总摘要，阐述了研究背景与目的、研究内容与方法、研究结果、主要发现及建议；第二部分为癌症筛查的可持续性评估，包括第一章专题调查方法概况、第二章实际筛查服务提供方调查、第三章潜在筛查服务提供方调查、第四章实际筛查服务接受方调查、第五章潜在筛查服务接受方调查、第六章总体的可持续性分析；第三部分为居民肿瘤防治健康素养，包括第七章专题调查概况、第八章居民健康素养分析。分章节细化不同机构、不同亚组人群数据，以期为现场带来更多反馈，以便更高效地开展项目。其中第六章为"实际"和"潜在"间异同结果分析，通过"差距"和"一致"证据，以期为项目的扩大或常规开展提供建议。

　　本研究得到了北京市东城区、西城区、朝阳区、海淀区、丰台区、石景山区六个城区卫生健康委员会和疾病预防控制中心的大力支持，在此对所有参与调查的人员表示由衷的感谢。

　　由于编者水平有限，书中难免有不足之处，敬请各位读者不吝赐教。

2024年10月

目 录

第一部分 总摘要

第二部分 癌症筛查的可持续性评估

第一部分

总　摘　要

一、研究背景与目的

在中央财政支持下，2012年我国启动了重大公共卫生服务项目——城市癌症早诊早治项目，北京市是第一批参与到项目中的城市之一，目标癌种为中国城市人群最常见的六大癌种，即肺癌、乳腺癌、结直肠癌、肝癌、胃癌和食管癌。本研究的目的：①基于北京城市癌症早诊早治项目，从筛查服务供需方角度评估在城市人群中开展筛查及早诊早治适宜技术推广的可持续性，为北京市制订适宜的癌症早诊早治策略和工作模式提供参考；②初步了解北京城市居民对癌症危险因素和筛查早诊早治的健康素养和认知，比较不同阶段癌症防治干预的效果。

二、研究内容与方法

在项目可持续性评价方面，主要基于2012—2015年度在北京市6个城区（东城区、西城区、朝阳区、海淀区、丰台区、石景山区），从实际筛查服务提供方、潜在筛查服务提供方、实际筛查服务接受方和潜在筛查服务接受方四个角度通过横断面调查收集基本信息及相关评价指标进行项目可持续性评估，其中实际筛查服务提供方包括参加筛查项目的主要收获和困难、提供长期筛查服务的意愿和顾虑，潜在筛查服务提供方包括提供筛查服务的意愿、期望报酬和对项目经费来源的主观倾向，实际筛查服务接受方包括筛查技术的接受度、筛查频率的倾向、支付意愿和支付额度，潜在筛查服务接受方包括筛查服务的需求、筛查机构的倾向、支付意愿和支付额度。

在肿瘤防治健康素养方面，本专题采用横断面研究的方法，以2015年北京城市癌症早诊早治项目覆盖的6个城区（东城区、西城区、朝阳区、海淀区、丰台区、石景山区）为研究现场，采用整群抽样和方便抽样的方法抽取一般社区居民和随访对象，分别从一般人口经济学特征、预防意识、早发现意识、早诊断意识、早治疗意识和对肿瘤防治知识的需求及获取途径等方面评价居民肿瘤防治健康素养水平。

三、研究结果

（一）项目可持续性评价分析

1. 实际筛查服务提供方。北京市共完成456名实际筛查服务提供者的调查，其中医院、社区中心来源人员分别占73.2%和26.8%，宏观管理人员、项目具体管理人员和一线工作人员分别占4.2%、12.5%和83.3%。社区中心和医院的工作人员不能承受工作负荷的比例分别为52.4%、24.3%，三种项目角色中以一线工作人员不能承受工作负荷的比例最明显（34.0%）。参与调查人员认为，参加项目最大收获在于社会价值感的提升（49.8%）、专业技能的提升（29.4%）及当地影响力（28.9%），最大困难在于物质激励不够（39.3%）、信息采集不一致造成的困难和重复劳动（28.5%）。实际工作人员对单项评估/筛查的中位劳务报酬达50元左右时（Q1～Q3：40～100），会考虑承担加班工作。46.1%的受访者自报有长期筛查服务意愿，不愿意者主要担心工作负荷（46.4%）和对日常工作的影响（26.1%）。

2. 潜在筛查服务提供方。来自于3家医院的149名管理人员、相关科室主任或工作组负责人、相关科室工作人员。潜在筛查服务提供方管理者中有癌症筛查意愿者占70.0%，希望提供该类服务的管理者主要认为"能通过项目提升个人/团队的专业技能（57.1%）""能为单位和科室带来经济效益（50.0%）""通过项目提升个人/团队在当地的影响和口碑（42.9%）"，不希望提供该类服务的管理者主要认为"机构明确定位为临床，不提供公共卫生项目（80.0%）"。潜在筛查服务提供方的临床检查人员最希望的收获是物质回报（76.0%）、通过项目技术培训和质控提升专业技能（50.4%）、通过开展公共卫生项目为更多人送去健康的社会价值感提升（34.9%），但又担心"物质激励力度不够，干活没有积极性（58.9%）""项目运行会干扰日常工作（57.4%）""项目筛查与常规诊疗在信息采集方面不一致造成的困难和重复劳动（35.7%）"。若每一例筛查的劳务报酬达到约100元时，潜在筛查服务提供方的临床筛查人员会考虑额外加班承担工作；若长期开展癌症筛查服务，北京市所选取的3家医院的潜在筛查服务提供方管理者（占100%）均认为癌症筛查费用不应由患者自费承担。

3. 实际筛查服务接受方。北京市共完成2454名实际筛查服务接受者的调查，平均年龄55.8岁，包括普通人群940名，单一高危人群1003名，两种及以上高危人群511名。普通人群得知问卷"风险评估"活动信息的渠道主要是工作人员入户/电话通知（70.4%），对问卷"风险评估"的整体接受度较高（71.4%），62.0%倾向"先做问卷风险评估，有问题再去临床检查/筛查"。高危个体得知需做进一步筛查的主要渠道与"风险评估"类似，其对筛查技术整体接受度较高（90.1%），上消化道镜检查和结直肠镜筛查接受度均较低（84.6%、87.1%）。在筛查组织形式方面，72.0%的受访者希望跑一趟就能完成多项筛查，主要认为该模式省时省力（57.2%）；11.0%的受访者希望将筛查分在不同日子，原因是担心身体吃不消（74.4%）。对于多癌种"打包"筛查服务，假设完全免费时，92.7%的受访者选择每1～3年1次的高频筛查；如付费，对应比例则为71.7%。总体而言，70%以上的民众对癌症筛查服务有支付意愿，但其中对单一筛查愿意支付的额度超过100元者仅占15.2%，对多癌种"打包"筛查愿意支付超过500元者仅占9.6%，拒绝支付的主要原因有"费用难以承受"、认为"没有必要"、"检查痛苦"。

4. 潜在筛查服务接受方。北京市6个城区共调查1011名社区居民，其中未做过癌症筛查（或称防癌体检、筛检、早诊早治、普查等）的居民高达77.2%。在不考虑费用等因素的情况下，76.2%的居民对癌症筛查服务有需求，54.4%希望去综合医院接受筛查，仅42.7%倾向选择合理的筛查机构级别（非越高越好）。20.4%的居民对癌症筛查服务没有需求，主要原因是"有单位组织的体检，包含癌症筛查方面的检查（48.1%）""感到身体不适或异常后，自行就诊（47.6%）""可以自己在感觉需要的时候去医院做检查（28.2%）"。67.2%的居民认同"先问卷评估-再临床检查"的癌症筛查模式。对于每3年1次的单癌种筛查和多癌种联合筛查，有支付意愿的比例分别为53.2%和70.9%，单癌种筛查愿意支付100元以上筛查费用的比例约为8.0%（3.4%～10.9%），多癌种联合筛查愿意支付500元以上筛查费用的比例为5.4%。

5. 总体可持续性。相较于实际供方，潜在供方院级管理人员的服务意愿更高（83.3% vs 73.7%）。实际供方和潜在供方愿意提供筛查服务的主要原因均有专业技能的提升（43.3% vs 57.1%），此外，实际供方还看重所参加项目对个人/团队在当地影响和口碑的提升（43.3%），潜在供方还看重项目为单位和科室带来的经济效益（50.0%）。实际和潜在供方不愿意提供服务者均认为"绝大部分参加筛查的人没有病变，浪费了专业资源"（26.1% vs 40.0%），潜在供方还对机构定位比较困惑（80.0%）。实际供方和潜在供方均认为/希望项目能够带来社会价值感的提升（依次为49.8%和34.9%）、专业技能的提升（依次为29.4%和50.4%），潜在供方还希望能够获得物质回报（76.0%）；实际供方和潜在供方均认为主要困难或最担心的环节在于物质激励不够（依次为39.3%和58.9%）、项目筛查与常规诊疗在信息采集上不一致造成的困难和重复劳动（依次为28.5%和35.7%）。实际和潜在供方对参加项目单项筛查劳务报酬的期望分别为50元和100元。实际需方认为问卷风险评估作为初筛手段很好的比例较潜在需方为高（71.4% vs 67.2%）。无论是对于单癌种筛查还是多癌种联合筛查的支付意愿，实际需方中有意愿的比例（单癌：71.2%，联合：78.4%）均高于潜在需方（单癌：约52.0%，联合：70.9%），但两者对单癌种筛查支付100元以上和对联合筛查支付500元以上额度的比例均不高（单癌种支付意愿100元以上的比例：15.2% vs 8.0%，联合筛查支付意愿500元以上的比例：9.6% vs 5.4%）。

（二）肿瘤防治健康素养分析

最终纳入1944名（普通人群1018名，随访人群926名）研究对象，研究对象针对预防意识版块9大题的正确回答率范围为64.9%～97.5%（普通人群63.1%～97.7%，随访人群65.0%～98.5%）。得知癌症危险因素后，自我评估有患癌风险、不具有患癌风险、不清楚者分别占总体的34.7%、45.3%、20.0%。675名自评有患癌风险的研究对象中，考虑检查/体检/筛查、不考虑及不清楚者分别占91.6%、5.5%、2.9%。1944名研究对象定期参加体检和无定期体检者分别占81.6%（1587名）和18.4%（357名）。无定期体检的357名研究对象中，得知定期体检有助于发现癌前病变或早期癌症，会定期参加含癌筛查体检意愿的比例较高，占60.5%；不愿做的主要原因是"觉得身体没出现症状，没必要（68.3%）"和"筛查太烦琐费精力（53.7%）"；有意愿推荐亲友做癌症筛查的比例占77.0%。假如自己体检检查出异常结果，选择进一步就医寻求确诊者的比例占93.9%；假如亲友/好朋友体检结果异常，建议进一步就医寻求确诊者占94.7%。假如自己体检被确诊为癌前病变或癌症，选择积极治疗的研究对象的比例占92.8%；假如直系亲属被确诊为癌前病变或癌症，鼓励其积极治疗的研究对象的比例占93.7%。1811名研究对象中，需要了解更多的肿瘤防治知识的占81.0%，希望获得的主要肿瘤防治知识类型为预防途径（82.7%）、症状表现（70.5%）、肿瘤患病的诱因（61.6%）。肿瘤防治知识获取途径排在前三位的分别为"广播或电视（81.2%）""书报、海报或宣传册（37.0%）""家人朋友（31.6%）"。此外，研究对象普遍认为"广播或电视（73.8%）""医生或其他专业人士（39.1%）""医院或社区的讲座（34.3%）"是更容易接受的肿瘤防治知识主要传播途径。但在接收到肿瘤防治知识后，仅46.6%的研究对象会查找相关内容或核实该知识的真实性。参加完该项目后，64.5%的研究对象认为自己更加关注癌症相关信息（597名），50.4%的研究对象认为自己对如何预防癌症有所了解（467名），47.7%的研究对象了解了癌症早期信号（442名）。此外，69.1%的调查对象具备基本的肿瘤防治健康素养，普通人群和随访人群的肿瘤防治健康素养水平差异无统计学意义（$P=1.000$）。

四、主要发现及建议

第一，扩展空间与准入管控。总体而言，服务提供方的长期服务意愿较高，其中潜在供方更高的意愿提示筛查推广空间较大；潜在供方在客观能力方面也具备一定的筛查业务扩展空间，在项目扩展时应考虑具体机构承担筛查服务的能力。

第二，困难环节与改进方向。在工作负荷及激励机制方面，若要长期可持续性开展癌症筛查工作，供方应注意在项目流程及工作量分配方面考虑社区卫生服务中心和一线工作人员的工作负荷，同时机构内应合理协调筛查项目与日常工作，可考虑设专职人员；宜加强项目内荣誉激励、对外宣传及专业能力建设；加快信息化建设，统一信息化标准。此外，需方对腔镜筛查技术接受度较低也提示供方应加强腔镜操作培训并尝试提供接受度更高的备选筛查技术。

第三，意识加强与科学引导。居民对筛查服务需求总体较高，但服务利用不足，对问卷"风险评估"作为初筛手段的接受度较高和对多癌种联合筛查的青睐提示此类评估和筛查模式推广的可能性，未来需细化该模式评估的科学性与针对性；但对高频筛查和筛查机构级别越高越好的倾向需要科学引导，提高居民癌症防控意识以促进筛查服务利用，包括开展筛查频率经济有效性的科学评价，大力宣传癌症筛查的重要性和筛查机构选择的适宜性。此外，要继续稳固并优化现有基于社区层面的评估与筛查宣传、通知渠道，积极探索并开发更多元化、高效便捷的宣传和教育手段，提升公众的肿瘤防控健康素养和项目参与度。

第四，物质激励与筹资机制。实际供方主要困难在于物质激励不足，潜在供方管理者认为费用应主要由政府或医保承担，一线人员对劳务报酬有期望，实际接受方和潜在接受方的总体支付额度均有限。

综合以上四个角度的分析，提示可能需要根据实际情况提高筛查工作人员劳务报酬，在未来单项筛查预算中对劳务预算占比予以考量，应建立长期稳定的以政府和社会为主的项目筹资机制。

第二部分
癌症筛查的可持续性评估

第一章
专题调查方法概况

一、研究背景

继癌症经济负担评价和癌症相关生活质量评估及健康效用测量的专题研究完成后，考虑到项目实际推行时面临的筛查承担机构工作积极性差、专业人员能力有限、人群接受度低或认知有限等问题对筛查项目实施效果和项目长期可持续性的影响，国家癌症中心于2017年开展了国家重大公共卫生服务项目——城市癌症早诊早治项目（简称"城癌项目"）可持续性评估，从筛查服务供需方的角度（实际筛查服务提供方、潜在筛查服务提供方、实际筛查服务接受方、潜在筛查服务接受方）收集基本信息及相关指标以评价项目的可持续性，北京市作为其中的一个项目点参与其中。

二、研究目标

基于国家城市癌症早诊早治项目，从筛查服务供需方角度评价北京城市人群中开展筛查及早诊早治适宜技术推广的可持续性，为制订适宜我国国情的癌症早诊早治策略和工作模式提供参考。

三、调查内容及方法

本专题采用横断面现场调查，以纸质问卷调查方式从实际筛查服务提供方、潜在筛查服务提供方、实际筛查服务接受方和潜在筛查服务接受方4个角度收集基本信息及相关评价指标进行癌症筛查的可持续性评估。

应用的4套问卷及细化调查维度具体如下。

（1）实际筛查服务提供方：主要维度包括参加筛查项目的客观工作负荷、主要收获和困难、提供长期筛查服务的意愿和顾虑等。

（2）潜在筛查服务提供方：主要维度包括客观条件、提供筛查服务的意愿、期望报酬和对项目经费来源的主观倾向等。

（3）实际筛查服务接受方：主要维度包括筛查技术的接受度、筛查频率的倾向、支付意愿和支付额度等。

（4）潜在筛查服务接受方：主要维度包括筛查服务的需求、筛查机构的倾向、支付意愿和支付额度等。

各问卷篇幅/变量数、调查机构或社区选择、调查对象及亚组、具体调查方式详见表1-1。

本专题调查现场共覆盖北京市6个城区的社区卫生服务机构和三级医院，其中实际筛查服务接受方的调查涉及2012—2014年参与北京市"城癌项目"的社区卫生服务中心和医院，实际筛查服务提供方的调查涉及2013—2014年参加"城癌项目"的社区卫生服务中心和医院。现场覆盖信息见表1-2。

所有数据由项目办团队统一核查管理，实际筛查提供方数据采用网络报送，其余采用EpiData 3.1进行录入，所有数据使用SAS 9.4进行逻辑核查和数据分析。根据数据特征采取对应指标进行统计描述和分析，不同角度的数据核查、质控、剔除标准及特别统计方法详见第二至第五章详细介绍。

该专题预计调查人数4550份，最终完成4371份，纳入分析4070份，五大主体章节在本专题报告的分析细化层面具体如下。

（1）实际筛查服务提供方：包括机构类型、项目角色层面。

（2）潜在筛查服务提供方：包括职务、职称层面。

（3）实际筛查服务接受方：包括亚组人群和筛查技术层面。

（4）潜在筛查服务接受方：包括年龄、性别、教育程度、职业、收入水平、医保状态层面。

（5）总体可持续性分析。包括实际筛查服务提供方与潜在筛查服务提供方结果对比、实际筛查服务接受方与潜在筛查服务接受方结果对比。

详见第二至第六章。

表 1-1　癌症筛查可持续性评估专题调查维度及细化对象

调查角度	调查问卷主要维度	问卷篇幅/变量数	调查机构或社区选择	调查对象及细化亚组	拟调查人数/名	调查方式
实际供方	①客观工作负荷；②个人主观感受及建议	4页/63个	2013—2014年所有参加过"城癌项目"的机构，包括医院、高危评估和筛查的机构和社区中心	所有直接或间接参与项目的各级工作人员：①医院/社区系统管理人员；②具体负责项目运行的管理人员；③承担项目的临床医技和社区人员	300	纸质问卷调查/网络报送
潜在供方	①客观条件；②管理人员主观倾向；③一线工作人员主观倾向	4页/126个	尚未参加过筛查项目的2～3家医院，医院级别下移（比承担工作的医院级别低），优先考虑非肿瘤专科医院和体检机构	①医院管理人员；②相关科室主任或工作组负责人；③与ST对应相关科室工作人员的方便抽样	150	纸质问卷
实际需方	①对问卷"风险评估"的接受度；②对临床筛查技术的接受度；③对筛查组织形式的接受度；④对筛查和早诊早治的支付意愿	3页/112个	2012—2013年承担"城癌项目"的社区和医院	参加风险评估的普通人群个体和参加筛查的高危个体：①普通人群；②接受单一筛查的高危个体（按部位细化为5个亚组）；③接受两种或以上筛查的高危个体	2900	纸质问卷
潜在需方	①对筛查服务的需求；②对筛查服务的支付意愿	4页/59个	"城癌项目"或其他筛查项目尚未开展过的社区，人口规模和经济水平可比	社区内未参加过筛查的40～69岁居民的方便抽样	1000	纸质问卷

表 1-2　癌症筛查可持续性评估专题调查样本量

调查角度	参与机构数量/个	访谈个体数量/名	纳入分析样本量/名
实际供方	33	456	456
潜在供方	3	149	149
实际需方	19	2755	2454
潜在需方	7	1011	1011
合计	62	4371	4070

第二章
实际筛查服务提供方调查

一、摘要

（一）目的

基于筛查服务提供方的角度，通过调查实际参加过北京城市癌症早诊早治项目的工作人员，从客观工作负荷、主观感受和建议层面了解癌症筛查在北京城市人群中的可持续性。

（二）方法

调查目标机构为2013—2014年度北京市所有参加过"城癌项目"的医院、社区中心等（不含参与卫生经济学评价的机构）。对应调查人员包括目标机构中所有参与项目者，主要有宏观管理人员、科室级具体项目管理人员和一线工作人员（具体承担项目的专业人员）等。采用纸质问卷和网络两种调查方式，调查内容包括基本信息、客观工作负荷、个人主观感受及建议等。采用Excel 2013和SAS 9.4进行逻辑核查和统计分析，计量资料采用均数±标准差或中位数/四分位数形式描述；计数资料采用频数（%）形式描述。

（三）结果

北京市共完成456名实际筛查服务提供者的调查，平均年龄38.3岁，来源于医院、社区中心的人员分别占73.2%和26.8%；在不同项目角色中，宏观管理人员、项目具体管理人员和一线工作人员分别占4.2%、12.5%和83.3%。社区中心和医院工作人员认为工作负荷不能承受的比例分别为52.4%、24.3%，三种项目角色中以一线工作人员认为工作负荷不能承受的比例最明显（34.0%）。参与调查人员认为参加项目最大收获在于社会价值感的提升（49.8%）、专业技能的提升（29.4%）及当地影响力（28.9%），最大困难在于物质激励不够（39.3%）、信息采集不一致造成的困难和重复劳动（28.5%）。实际工作人员对单项评估/筛查的中位劳务报酬达50元左右时（Q1～Q3：40～100），会考虑加班承担工作；46.1%的受访者自报有长期筛查服务意愿，不愿意者主要担心工作负荷（46.4%）和对日常工作的影响（26.1%）。

（四）主要发现及政策建议

1. 社区中心和一线工作人员在实际筛查项目实施过程中工作负荷较高，若要长期可持续地开展癌症筛查工作，应注意考虑"城癌项目"在筛查组织流程及工作量分配方面的工作负荷。

2. 实际筛查工作者通过项目最大的收获在于价值感、当地影响力及专业技能的提升，建议后期加强项目内部荣誉激励制度、对外宣传及专业能力建设。

3. 实际筛查工作者认为开展项目的最大困难在于物质激励不足、信息采集口径不一致造成的困难和重复劳动，建议根据各现场情况及具体干预项目落实劳务报酬，从政府层面加快信息化建设。

4. 社区卫生服务中心无长期筛查服务意愿的比例超七成，主要担心个别检查的人群依从性差和工作超负荷，建议机构内合理协调筛查项目与日常工作，并将筛查放入基本公共卫生服务包中。

二、调查问卷整体设计及调查方法

（一）问卷整体设计

1. 整体设计　多中心现况调查。

2. 调查内容　包括基本信息、客观工作负荷、个人主观感受及建议三个方面。基本信息主要包括年龄、性别、受教育程度、职称、职务、所在机构类型、所处项目角色等个人基础信息。客观工作负荷主要包括医务工作者参与项目的总体时间跨度及集中开展项目的时间跨度、平均一周额外加班时间、获得报酬或补偿情况。个人主观感受主要包括最大的收获及遇到的主要困难、对每例筛查获得报酬的期望额度、长期提供相关筛查服务的意愿及原因、对临床筛查主体承担机构类型及级别设置建议。调查问卷见附件1。

3. 对象

（1）机构：为2013—2014年度北京市所有参加过"城癌项目"的医院、社区中心等（不含参与卫生经济学评价的机构），其中具体医院包括中国医学科学院肿瘤医院、首都医科大学附属北京同仁医院、北京大学人民医院、首都医科大学附属复兴医院、北京市肛肠医院、清华大学附属北京垂杨柳医院、北京三环肿瘤医院、北京大学肿瘤医院、北京大学第三医院、中国航天科工集团七三一医院、北京大学首钢医院、石景山医院；具体社区包括东城区东花市、体育馆路、天坛、龙潭、永外5个社区卫生服务中心，西城区西长安街、什刹海、新街口、广外4个社区卫生服务中心，朝阳区左家庄、八里庄2个社区卫生服务中心，海淀区四季青、万寿路、中关村、花园路4个社区，丰台区云冈、长辛店、长辛店镇3个社区卫生服务中心，石景山区八宝山、老山、苹果园3个社区卫生服务中心。

（2）人员：所有直接或间接参与项目高危人群评估或临床筛查工作的各级工作人员，包括管理人员和一线调查人员、临床检查人员，具体如下。①医院、社区系统管理人员：如院长、中心主任等；②具体负责项目运行的管理人员：如临床科室主任等；③承担项目的临床医技和社区人员：如肠镜检查医生、CT技师、社区问卷调查人员等。

4．样本量　初拟样本量为300名左右。

5．调查形式

（1）基于纸质问卷的调查。

（2）采用网络数据库进行数据报送。采用纸质问卷调查，回收并审核无误后，分批录入到网络数据库中。

（二）质量控制

问卷设计通过专家研讨确认。

对于纸质问卷调查，由统一培训过的调查员进行访谈和多级数据质控；网络数据库在后台设置系列质控程序，防止错填、漏填及逻辑错误发生。

数据管理团队对现场录入数据予以多轮核查。

（三）数据管理及分析

1．统计软件　纸质问卷信息使用EpiData 3.1进行数据录入，所有数据使用SAS 9.4进行逻辑核查和数据分析。

2．记录剔除　对以下变量信息任何之一缺失者进行剔除，具体包括姓名、年龄（缺失）或不符合要求（＜19岁）、性别、学历、职称、职称级别、职务、项目角色。

3．异常值处理　删除时间跨度及劳务报酬额度阈值超过均数的3倍的数据。

首先对项目现场、医院及纳入人群进行基本特征描述，随后按照机构类型、项目角色进行分组，正态分布的计量资料采用均数±标准差的形式表示，非正态分布的计量资料采用中位数/四分位数形式描述；计数资料采用频数（%）表示。

三、客观工作负荷及主观感受分析

（一）基本情况

本次调查共纳入北京市6个区21个社区卫生服务机构和12家医院，调查样本量为456名，详细信息见表2-1。

表2-1　基本情况：实际筛查服务提供方调查纳入项目点信息及样本量

机构类型	城区/机构类型	参与机构数量	调查样本量
社区卫生服务机构	东城	5	19
	西城	4	24
	朝阳	2	15
	海淀	4	16
	丰台	3	24
	石景山	3	24
	合计	21	122
医院	三甲专科	2	87
	三甲综合	3	67
	三级综合	2	60
	三甲中西医结合	1	10
	二甲综合	3	90
	二级专科	1	20
	合计	12	334
总计		33	456

456名研究对象平均年龄为（38.3±8.9）岁，女性占70%，大学/大专及以上教育程度占78.5%；医院、社区中心占比分别为73.2%、26.8%，分别主要承担"城癌项目"的临床筛查、人群动员及高危人群评估等；职称分布中，医师占比最大（53.3%）；级别分布中，初中级占比最大（75.4%），职务分布中，一般工作人员占比最大（73.5%）；各机构宏观协调管理人员、项目具体管理人员、一线工作人员（包括临床医技护、社区等）占比依次为4.2%、12.5%、83.3%。本章节后期亚组分析主要依据"机构类型""在'城癌项目'中的角色"，更多信息见表2-2。

表2-2　基本情况：实际筛查服务提供方调查对象信息

变量	人数及构成比 [n（%）]	变量	人数及构成比 [n（%）]
性别		**教育程度**	
男性	137（30.0）	高中/中专	98（21.5）
女性	319（70.0）	大学/大专	234（51.3）
机构类型		硕士	76（16.7）
医院	334（73.2）	博士	48（10.5）
社区中心	122（26.8）	**在"城癌项目"中的角色**	
职务		各机构宏观协调管理人员	19（4.2）
院级/CDC/社区中心管理人员	29（6.4）	项目具体管理人员	57（12.5）
具体负责项目的管理人员	92（20.2）	一线工作人员	380（83.3）
一般工作人员	335（73.5）	**职称级别**	
职称系列		正高	28（6.1）
医师	243（53.3）	副高	73（16.0）
技师	71（15.6）	中级	192（42.1）
护师	104（22.8）	初级	152（33.3）
研究员	4（0.9）	临聘人员	7（1.5）
科员	7（1.5）	其他	4（0.9）
其他	27（5.9）		

（二）参加项目客观工作负荷

1. 总体情况 在划定总体时间跨度内，个人参与项目工作的总体时间跨度中位数为24周；工作开展较为集中的总体时间跨度中位数为12周。与日常工作强度相比，在集中开展相关工作的时间内，68.2%的人认为"基本没有压力"或者"有压力，能承受"，31.8%的人认为"增加较多，快不能承受""压力太大，不想做"。在项目集中开展期间，为完成项目工作，1周工作额外加班时间在5小时以内者占76.4%，加班超过8小时者占4.8%。66.3%的调查对象反映其所在机构为其提供过报酬或补偿，其中80.7%以劳务费的形式发放（其中53.8%与个人工作量挂钩），19.3%以补假或其他形式补偿。

2. 分机构类型分析 在划定总体时间跨度内，个人参与项目工作的总体时间和集中开展时间在不同机构类型间有所差别，其中社区中心人员时间较长（中位数：32周、20周）。工作量或工作压力在不同机构间有差别，医院认为"增加较多，快不能承受"和"压力太大，不想做"的比例合计为24.3%，社区中心的比例为52.4%。在项目集中开展期间1周平均需要额外加班＞8小时的调查对象中，医院的比例为5.0%，社区的比例为4.2%。73.7%的社区人员为项目投入时间精力但未获得过报酬和补偿；医院则多数得到了报酬和补偿（包括"已兑现"和"尚未兑现"），比例为81.2%。以上报酬或补偿多数以劳务费形式兑现，其中两类机构与个人工作量挂钩的劳务费发放形式差别较大，医院和社区中心分别为56.4%、32.3%。换言之，医院更多采取按劳取酬的补偿/激励模式。

更多信息见图2-1及表2-3。

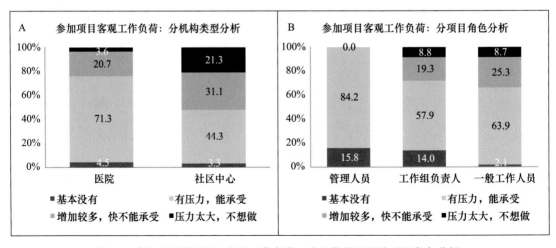

图2-1　参加"城癌项目"客观工作负荷：分机构类型及分项目角色分析

表2-3 参加"城癌项目"客观工作负荷：总体及分机构类型分析

变量	合计 [n (%)]	医院 [n (%)]	社区中心 [n (%)]
在划定总体时间跨度内，您个人参与项目工作的时间跨度（周，中位数）？	456 (24.0)	334 (20.0)	122 (32.0)
在这段时间里，您工作开展较为集中的时间跨度（周，中位数）	456 (12.0)	334 (12.0)	122 (20.0)
与日常工作强度相比，您集中开展相关工作的时间内，平均全天的工作量是否有增加？			
基本没有	19 (4.2)	15 (4.5)	4 (3.3)
有压力，能承受	292 (64.0)	238 (71.3)	54 (44.3)
增加较多，快不能承受	107 (23.5)	69 (20.7)	38 (31.1)
压力太大，不想做	38 (8.3)	12 (3.6)	26 (21.3)
在项目集中开展期间，为完成项目工作，您1周平均需要额外加班几小时？			
<2	119 (27.2)	86 (27.0)	33 (28.0)
2~4	215 (49.2)	157 (49.2)	58 (49.2)
5~8	80 (18.3)	59 (18.5)	21 (17.8)
9~16	14 (3.2)	11 (3.4)	3 (2.5)
>16	7 (1.6)	5 (1.6)	2 (1.7)
其他	2 (0.5)	1 (0.3)	1 (0.8)
所在机构是否有为您参加本项目投入的时间和精力提供过报酬或补偿？			
无	147 (33.6)	60 (18.8)	87 (73.7)
有，已兑现	212 (48.5)	184 (57.7)	28 (23.7)
有，尚未兑现	78 (17.8)	75 (23.5)	3 (2.5)
若有，具体形式：			
劳务费，按筛查人数发放，多劳多得	156 (53.8)	146 (56.4)	10 (32.3)
劳务费，可能大家都一样	78 (26.9)	67 (25.9)	11 (35.5)
后补假期	13 (4.5)	6 (2.3)	7 (22.6)
其他	43 (14.8)	40 (15.4)	3 (9.7)

3. 分项目角色分析　在划定总体时间跨度内，个人参与项目工作的总体时间/集中开展时间在不同项目角色间有差别，其中宏观管理人员时间最长（中位数：32周/16周），具体项目管理人员和一线工作人员时间分别为28周/16周（中位数）和20.6周/12周（中位数）。与日常工作强度相比，参加"城癌项目"一线工作人员自感压力较大的比例最大（34.0%），具体项目管理人员和宏观管理人员自感压力较大的比例分别为28.1%、0.0%。在项目集中开展期间，为完成项目工作1周平均需要额外加班不超8小时的不同项目角色，所占比例由高到低排序依次为一线工作人员（95.2%）、宏观管理人员（93.8%）、具体项目管理人员（91.9%）。为项目投入时间和精力的工作人员多数得到了劳动补偿（包括兑现和尚未兑现的），所占比例由高到低排序依次为宏观管理人员（68.8%）、一线工作人员（67.7%）、具体项目管理人员（55.1%）。不同角色工作人员得到的补偿多数以按劳取酬的劳务费形式兑现，不同角色所占比例由高到低排序依次为宏观管理人员（100%）、一线工作人员（80.6%）、具体项目管理人员（74.1%），以补假及其他形式进行补偿的仅占少数。

其他具体信息见图2-1和表2-4。

（三）个人主观感受及建议

1. 总体分析　实际提供方认为参加项目的最大收获主要为"通过开展公共卫生项目为更多人送去健康的社会价值感的提升（49.8%）""通过项目技术培训和质控提升了专业技能（29.4%）""通过项目提升个人/团队/机构在当地的影响和口碑（28.9%）"。实际提供方认为项目开展中的主要困难为"物质激励力度不够、干活没有积极性（39.0%）""项目筛查与常规诊疗在信息采集方面不一致造成的困难和重复劳动（28.5%）"。

2. 分机构类型分析　不同机构工作人员对自身收获的感受有所不同，社区中心参加项目的最大收获主要为"通过开展公共卫生项目为更多人送去健康的社会价值感的提升""通过项目提升个人/团队/机构在当地的影响和口碑"，比例分别为50.8%、30.3%；医院参加项目的最大收获主要为"通过开展公共卫生项目为更多人送去健康的社会价值感的提升（49.4%）""通过项目技术培训和质控提升了专业技能（35.6%）"。项目开展过程中，不同机构遇见的困难不同。社区中心面对的主要问题是"物质激励力度不够，干活没有积极性（44.3%）""不同机构间的信息沟通和衔接（41.8%）"和"项目筛查与常规诊疗在信息采集方面不一致造成的困难和重复劳动（35.2%）"；医院面对的主要问题是"物质激励力度不够，干活没有积极性（37.1%）"，还有30.5%的受访者认为"没遇到太大困难"。

3. 分项目角色分析　不同项目角色认为参加项目的最大收获各不相同，其中宏观管理人员认为参加项目的最大收获主要为"通过项目提升个人/团队/机构在当地的影响和口碑""通过开展公共卫生项目为更多人送去健康的社会价值感的提升""行业交流和联络范围得到扩展"，比例分别为52.6%、52.6%、47.4%；一线工作人员认为参加项目的最大收获主要为"通过开展公共卫生项目为更多人送去健康的社会价值感的提

表 2-4　参加"城癌项目"客观工作负荷：分项目角色分析

变量	合计 [n（%）]	宏观管理人员 [n（%）]	分项目负责人员 [n（%）]	项目组负责人 [n（%）]	一线工作人员 [n（%）]
在划定总体时间跨度内，个人参与项目工作的时间跨度（周）	456（24.0）	19（32.0）		57（28.0）	380（20.6）
在这段时间里，您工作开展较为集中的时间跨度（周）	456（12.0）	19（16.0）		57（16.0）	380（12.0）
与日常工作强度相比，您集中开展相关工作的时间内，平均全天的工作量是否有增加?					
基本没有	19（4.2）	3（15.8）		8（14.0）	8（2.1）
有压力，能承受	292（64.0）	16（84.2）		33（57.9）	243（63.9）
增加较多，快不能承受	107（23.5）	0（0.0）		11（19.3）	96（25.3）
压力太大，不想做	38（8.3）	0（0.0）		5（8.8）	33（8.7）
在项目集中开展期间，为完成项目工作，您 1 周平均需要额外加班几小时?					
<2	119（27.2）	8（50.0）		14（28.6）	97（26.1）
2~4	215（49.2）	6（37.5）		22（44.9）	187（50.3）
5~8	80（18.3）	1（6.3）		9（18.4）	70（18.8）
9~16	14（3.2）	0（0.0）		3（6.1）	11（3.0）
>16	7（1.6）	1（6.3）		1（2.0）	5（1.3）
其他	2（0.5）	0（0.0）		0（0.0）	2（0.5）
所在机构是否有为您参加本项目投入的时间和精力提供过报酬或补偿?					
无	147（33.6）	5（31.3）		22（44.9）	120（32.3）
有，已兑现	212（48.5）	11（68.8）		23（46.9）	178（47.8）
有，尚未兑现	78（17.8）	0（0.0）		4（8.2）	74（19.9）
若有，具体形式为:					
劳务费，按筛查人数发放，多劳多得	156（53.8）	9（81.8）		18（66.7）	129（51.2）
劳务费，可能大家都一样	78（26.9）	2（18.2）		2（7.4）	74（29.4）
后补假期	13（4.5）	0（0.0）		1（3.7）	12（4.8）
其他	43（14.8）	0（0.0）		6（22.2）	37（14.7）

升（51.6%）""通过项目技术培训和质控提升了专业技能（30.0%）"。不同项目角色所遇到的困难各不相同，其中宏观管理人员认为主要困难为"特定检查不同技术环节间的衔接""不同部门间的协调沟通"，比例分别为36.8%、31.6%；具体项目管理人员认为主要困难为"不同机构间的信息沟通和衔接（36.8%）""物质激励力度不够，干活没有积极性（35.1%）"；一线工作人员认为主要困难为"物质激励力度不够，干活没有积极性""项目筛查与常规诊疗在信息采集方面不一致造成的困难和重复劳动"，比例分别为40.3%、28.9%。

具体信息见表2-5和表2-6。

4. 项目成员对每例评估/筛查的劳务报酬期望额度　就参加工作的激励补偿方面，总体评估或筛查项目的中位数为50元。不同评估或筛查项目每一例评估/筛查的劳务报酬有所不同，其中上消化道腔镜检查和全肠镜检查的中位数最大，为150元；病理制片的中位数最低，为20元。具体信息见图2-2和表2-7。

5. 对项目长期常规运行的服务意愿及原因-总体分析　若此类项目拟长期运行，46.1%的调查者愿意提供相关的筛查服务，48.7%的调查者则拒绝提供，5.2%的调查者未表明态度（选择"其他"）。愿意提供服务的主要原因有"能通过项目提升个人/团队的专业技能（43.3%）""通过项目提升个人/团队在当地的影响和口碑（43.3%）""能为单位和科室带来经济效益（34.8%）"；不愿意提供服务的主要原因有"工作量超负荷（46.4%）""项目运行干扰了日常工作（26.1%）""绝大部分参加筛查的人没有病变，一定程度地浪费了医院专业资源（26.1%）"。具体信息见表2-8。

6. 对项目长期常规运行的服务意愿及原因-分机构类型分析　在实际服务提供方中，医院愿意提供服务的比例较高（55.7%），原因主要为"能通过项目提升个人/团队的专业技能（46.2%）""通过项目提升个人/团队在当地的影响和口碑（39.8%）""能为单位和科室带来经济效益（38.2%）"；社区中心不愿意提供服务占比较高（75.4%），原因主要有"个别检查的人群依从性差（39.1%）""工作量超负荷（35.9%）"。具体信息见表2-8。

7. 对项目长期常规运行的服务意愿及原因-分项目角色分析　不同项目角色中，宏观管理人员愿意提供服务的比例最高（73.7%），主要原因是"通过项目提升个人/团队在当地的影响和口碑（64.3%）""能通过项目提升个人/团队的专业技能（57.1%）""能扩展行业交流和联络范围（42.9%）"；一线工作人员不愿意提供服务的比例最高（50.5%），原因主要有"工作量超负荷（49.5%）""绝大部分参加筛查的人没有病变，一定程度地浪费了医院专业资源（28.6%）"。具体信息见表2-9。

8. 对项目长期常规运行的服务意愿及原因-分补偿情况分析　在实际服务提供方中愿意长期提供服务的工作人员中，劳动报酬及补偿在"有，已兑现"的情况下占比最高（53.3%），在"有，尚未兑现"的情况下占比最低（15.2%）。在不愿意提供长期服务的工作人员中，劳动报酬及补偿在"有，已兑现"的情况下占比最高（40.5%），在"有，尚未兑现"的情况下占比最低（18.5%）。不同机构在"无报酬"的情况下，社区中心愿意

表 2-5　参加项目最大收获及主要困难：总体及分机构类型分析

变量	合计 [n (%)]	医院 [n (%)]	社区中心 [n (%)]
参加项目的最大收获			
物质回报	33 (7.2)	32 (9.6)	1 (0.8)
通过项目技术培训和质控提升了专业技能	134 (29.4)	119 (35.6)	15 (12.3)
行业交流和联络范围得到扩展	73 (16.0)	51 (15.3)	22 (18.0)
通过项目提升个人/团队/机构在当地的影响和口碑	132 (28.9)	95 (28.4)	37 (30.3)
通过开展公共卫生项目为更多人送去健康的社会价值感的提升	227 (49.8)	165 (49.4)	62 (50.8)
其他	6 (1.3)	3 (0.9)	3 (2.5)
基本没收获	99 (21.7)	59 (17.7)	40 (32.8)
项目开展中的主要困难			
没遇到太大困难	109 (23.9)	102 (30.5)	7 (5.7)
物质激励力度不够，干活没有积极性	178 (39.0)	124 (37.1)	54 (44.3)
特定检查不同技术环节间的衔接	59 (12.9)	44 (13.2)	15 (12.3)
项目筛查与常规诊疗在信息采集方面不一致造成的困难和重复劳动	130 (28.5)	87 (26.0)	43 (35.2)
不同部门/间的协调沟通	92 (20.2)	59 (17.7)	33 (27.0)
不同机构间的信息沟通和衔接	93 (20.4)	42 (12.6)	51 (41.8)
其他	13 (2.9)	9 (2.7)	4 (3.3)

表2-6　参加项目最大收获及主要困难：分项目角色分析

变量	合计 [n (%)]	宏观管理人员 [n (%)]	项目组负责人 [n (%)]	一线工作人员 [n (%)]
参加项目的最大收获				
物质回报	33 (7.2)	1 (5.3)	4 (7.0)	28 (7.4)
通过项目技术培训和质控提升了专业技能	134 (29.4)	5 (26.3)	15 (26.3)	114 (30.0)
行业交流和联络范围得到扩展	73 (16)	9 (47.4)	21 (36.8)	43 (11.3)
通过项目提升个人/团队/机构在当地的影响和口碑	132 (28.9)	10 (52.6)	24 (42.1)	98 (25.8)
通过开展公共卫生项目为更多人送去健康的社会价值感的提升	227 (49.8)	10 (52.6)	21 (36.8)	196 (51.6)
其他	6 (1.3)	0 (0.0)	1 (1.8)	5 (1.3)
基本没收获	99 (21.7)	1 (5.3)	5 (8.8)	93 (24.5)
项目开展中的主要困难				
没遇到大大困难	109 (23.9)	4 (21.1)	7 (12.3)	98 (25.8)
物质激励力度不够，干活没有积极性	178 (39.0)	5 (26.3)	20 (35.1)	153 (40.3)
特定检查不同技术环节间的衔接	59 (12.9)	7 (36.8)	10 (17.5)	42 (11.1)
项目筛查与常规诊疗在信息采集方面不一致造成的困难和重复劳动	130 (28.5)	5 (26.3)	15 (26.3)	110 (28.9)
不同部门间的协调沟通	92 (20.2)	6 (31.6)	11 (19.3)	75 (19.7)
不同机构间的信息沟通和衔接	93 (20.4)	4 (21.1)	21 (36.8)	68 (17.9)
其他	13 (2.9)	0 (0.0)	3 (5.3)	10 (2.6)

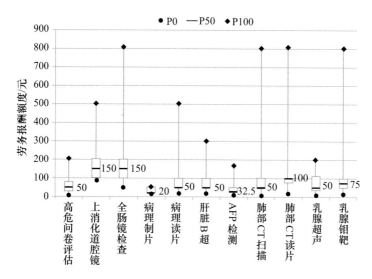

图2-2　项目成员对每例评估/筛查的劳务报酬期望额度

表2-7　项目成员对每例评估/筛查的劳务报酬期望额度

类别	样本量	就参加工作的激励补偿方面，每一列评估/筛查的劳务报酬达到多少额度时，会考虑可以额外加班承担工作（元）						
		均值	标准差	最小值	P_{25}	P_{50}	P_{75}	最大值
高危问卷评估	98	056.0	035.9	10	030	050.0	080	200
上消化道腔镜检查	30	182.0	108.8	90	100	150.0	200	500
全肠镜检查	45	190.9	143.7	50	100	150.0	200	800
病理制片	15	030.7	013.9	20	020	020.0	050	050
病理读片	15	105.3	122.7	20	050	050.0	100	500
肝脏B超	43	080.2	056.6	20	050	050.0	100	300
AFP检测	24	043.3	041.1	10	025	032.5	050	170
肺部CT扫描	38	082.2	127.4	10	045	050.0	100	800
肺部CT读片	47	123.4	116.6	20	080	100.0	100	800
女性乳腺超声	41	072.1	047.7	10	040	050.0	110	200
女性乳腺钼靶	42	106.8	133.2	15	050	075.0	100	800
其他	34	052.7	093.0	05	010	020.0	050	400
总体	472	093.7	104.6	05	040	050.0	100	800

注："其他"主要为上消化道腔镜检查、全肠镜检查、病理制片、病理读片、肝脏B超、AFP检测、肺部CT扫描、肺部CT读片、女性乳腺超声、女性乳腺钼靶等的辅助检查。

表格中"总体"的样本量大于研究样本量，原因为存在同一个调查对象参加2种以上的评估或筛查工作，即其问卷也填写了对应项目的期望劳务报酬。

有一个样本未纳入统计，因其填写的内容为"无论多高的劳务报酬，均不愿承担相关工作。

和不愿意提供服务的比例均较高，分别为87.5%、66.3%；在"有，已兑现"的情况下，医院愿意和不愿意提供服务的比例均较高（59.7%、48.5%）；在"有，尚未兑现"的情况下，医院愿意和不愿意提供服务的比例均较高（16.7%、30.0%）。具体信息见表2-10。

表2-8　对项目长期常规运行的服务意愿及原因：总体及分机构分析

变量	合计 [n (%)]	医院 [n (%)]	社区中心 [n (%)]
愿意	210 (46.1)	186 (55.7)	24 (19.7)
不愿意	222 (48.7)	130 (38.9)	92 (75.4)
愿意原因			
能为单位和科室带来经济效益	73 (34.8)	71 (38.2)	2 (8.3)
能为个人带来额外收入	54 (25.7)	54 (29.0)	0 (0.0)
能通过项目提升个人/团队的专业技能	91 (43.3)	86 (46.2)	5 (20.8)
能扩展行业交流和联络范围	53 (25.2)	41 (22.0)	12 (50.0)
通过项目提升个人/团队在当地的影响和口碑	91 (43.3)	74 (39.8)	17 (70.8)
其他	5 (2.4)	5 (2.7)	0 (0.0)
不愿意原因			
项目运行干扰了日常工作	58 (26.1)	38 (29.2)	20 (21.7)
工作量超负荷	103 (46.4)	70 (53.8)	33 (35.9)
筛查会带来过度诊断，增加了不必要损伤	14 (6.3)	12 (9.2)	2 (2.2)
个别检查的人群依从性差	52 (23.4)	16 (12.3)	36 (39.1)
个别检查存在较大的并发症风险，不宜人群中开展	6 (2.7)	3 (2.3)	3 (3.3)
绝大部分参加筛查的人没有病变，一定程度地浪费了医院专业资源	58 (26.1)	39 (30.0)	19 (20.7)
其他	6 (2.7)	5 (3.8)	1 (1.1)

表 2-9 对项目长期常规运行的服务意愿及原因：分项目角色分析

变量	合计 [n（%）]	宏观管理人员 [n（%）]	项目组负责人 [n（%）]	一线工作人员 [n（%）]
愿意	210（46.1）	14（73.7）	29（50.9）	167（43.9）
不愿意	222（48.7）	5（26.3）	25（43.9）	192（50.5）
愿意原因				
能为单位和科室带来经济效益	73（34.8）	2（14.3）	9（31.0）	62（37.1）
能为个人带来额外收入	54（25.7）	0（0.0）	2（6.9）	52（31.1）
能通过项目提升个人/团队的专业技能	91（43.3）	8（57.1）	12（41.4）	71（42.5）
能扩展行业交流和联络范围	53（25.2）	6（42.9）	10（34.5）	37（22.2）
通过项目提升个人/团队在当地的影响和口碑	91（43.3）	9（64.3）	15（51.7）	67（40.1）
其他	5（2.4）	0（0.0）	0（0.0）	5（3.0）
不愿意原因				
项目运行干扰了日常工作	58（26.1）	0（0.0）	9（36.0）	49（25.5）
工作量超负荷	103（46.4）	1（20.0）	7（28.0）	95（49.5）
筛查会带来过度诊断，增加了不必要损伤	14（6.3）	0（0.0）	1（4.0）	13（6.8）
个别检查的人群依从性差	52（23.4）	3（60.0）	8（32.0）	41（21.4）
个别检查存在较大的并发症风险，不宜人群中开展	6（2.7）	0（0.0）	0（0.0）	6（3.1）
绝大部分参加筛查的人没有病变，一定程度地浪费了医院专业资源	58（26.1）	1（20.0）	2（8.0）	55（28.6）
其他	6（2.7）	0（0.0）	4（16.0）	2（1.0）

表2-10　对项目长期常规运行的服务意愿：分补偿情况总体及机构类型分析

变量	合计 [n （%）]	医院 [n （%）]	社区中心 [n （%）]
愿意	210（46.1）	186（55.7）	24（19.7）
无报酬	52（24.8）	31（16.7）	21（87.5）
有，已兑现	112（53.3）	111（59.7）	1（4.2）
有，尚未兑现	32（15.2）	31（16.7）	1（4.2）
不愿意	222（48.7）	130（38.9）	92（75.4）
无报酬	88（39.6）	27（20.8）	61（66.3）
有，已兑现	90（40.5）	63（48.5）	27（29.3）
有，尚未兑现	41（18.5）	39（30.0）	2（2.2）

9. 临床筛查主体承担机构类型及级别设置建议 - 总体分析　关于城市癌症早诊早治项目的临床筛查主体承担机构设置，排在前三位的机构分别是省市级肿瘤专科医院（28.9%）、区县级医院（22.6%）、专业体检机构（18.6%）。建议将临床筛查主体承担机构设置在"专业体检机构、乡镇卫生院/社区医院/社区卫生服务中心、区县级医院"这类更为基层的医疗机构的调查者占54.4%。该调查结果与预期一致，《中国癌症防治三年行动计划（2015—2017）》提出要加强基层医疗卫生机构癌症筛查能力，更倡导基层机构在癌症筛查体系中发挥重要作用。癌症筛查是由临床或实验室技术支撑的人群预防项目，总体认为更具优势的主导机构排在前三位的是疾控中心与医院联合主导（57.5%）、疾病预防与控制中心一方主导（18.0%）、医院一方主导（14.3%）。具体信息见图2-3和表2-11。

10. 临床筛查主体承担机构类型及级别设置建议 - 分机构类型分析　不同机构对临床筛查主体承担机构类型及级别设置建议不同，社区中心认为应设置在省市级肿瘤专科医院的比例最高（44.3%），医院认为应设置在区县级医院的比例最高（26.9%）。与医院相比，社区中心的受访者认为筛查主体承担机构应设置在专业体检机构的比例较高（24.6%）；而医院的受访者认为应设置在基层医疗机构的比例较高（60.5%），社区中心的比例为37.8%。关于癌症筛查的优势主导机构，北京市医院和社区中心的受访者认为应该由疾控中心与医院联合主导的比例均较高，分别为59.3%、52.5%。

11. 临床筛查主体承担机构类型及级别设置建议 - 分项目角色分析　认为应该设置在省市级肿瘤专科医院宏观管理人员的比例最高（52.6%），认为应该设置在区县级医院一线工作人员的比例最高（23.7%）；认为应设置在基层医疗机构一线工作人员的比例最高（57.9%）、宏观管理人员的比例最低（15.8%），具体项目管理人员的比例为43.8%；认为应该由疾控中心与医院联合主导的宏观管理人员的比例最高（73.7%），认为应该由疾病预防与控制中心一方主导的项目管理人员的比例最高（21.1%）。具体信息见表2-12。

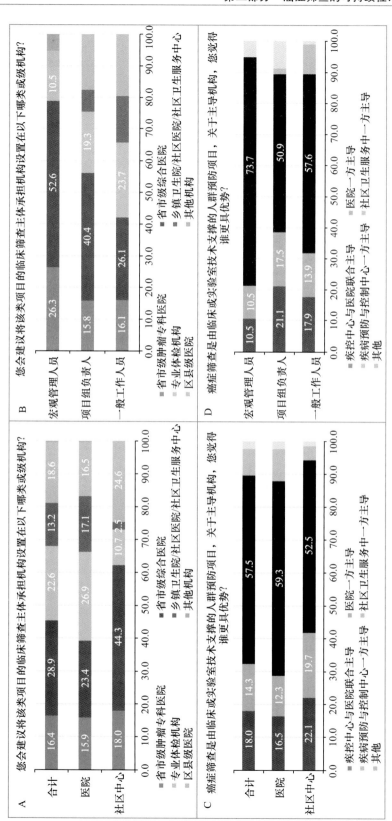

图 2-3 临床筛查主体承担机构类型及级别设置建议

表 2-11　临床筛查主体承担机构类型及级别设置建议：总体及分机构类型分析

变量	合计 [n (%)]	医院 [n (%)]	社区中心 [n (%)]
您会建议将该类项目的临床筛查主体承担机构设置在以下哪类或级机构?			
省市级综合医院	75 (16.4)	53 (15.9)	22 (18.0)
省市级肿瘤专科医院	132 (28.9)	78 (23.4)	54 (44.3)
区县级医院	103 (22.6)	90 (26.9)	13 (10.7)
乡镇卫生院/社区医院/社区卫生服务中心	60 (13.2)	57 (17.1)	3 (2.5)
专业体检机构	85 (18.6)	55 (16.5)	30 (24.6)
其他机构	1 (0.2)	1 (0.3)	0 (0.0)
癌症筛查是由临床或实验室技术支撑的人群预防项目，关于主导机构，您觉得谁更具优势?			
疾病预防与控制中心一方主导	82 (18.0)	55 (16.5)	27 (22.1)
医院一方主导	65 (14.3)	41 (12.3)	24 (19.7)
疾控中心与医院联合主导	262 (57.5)	198 (59.3)	64 (52.5)
社区卫生服务中心一方主导	37 (8.1)	32 (9.6)	5 (4.1)
其他	10 (2.2)	8 (2.4)	2 (1.6)

表2-12 临床筛查主体承担机构类型及级别设置建议：分项目角色分析

变量	合计 [n（%）]	宏观管理人员 [n（%）]	项目组负责人 [n（%）]	一线工作人员 [n（%）]
您会建议将该类项目的临床筛查主体承担机构设置在以下哪类或级机构?				
省市级综合医院	75（16.4）	5（26.3）	9（15.8）	61（16.1）
省市级肿瘤专科医院	132（28.9）	10（52.6）	23（40.4）	99（26.1）
区县级级医院	103（22.6）	2（10.5）	11（19.3）	90（23.7）
乡镇卫生院/社区医院/社区卫生服务中心	60（13.2）	0（0.0）	4（7.0）	56（14.7）
专业体检机构	85（18.6）	1（5.3）	10（17.5）	74（19.5）
其他机构	1（0.2）	1（5.3）	0（0.0）	0（0.0）
癌症筛查是由临床或实验室技术支撑的人群预防项目，关于主导机构，您觉得谁更具优势?				
疾病预防与控制中心一方主导	82（18.0）	2（10.5）	12（21.1）	68（17.9）
医院一方主导	65（14.3）	2（10.5）	10（17.5）	53（13.9）
疾控中心与医院联合主导	262（57.5）	14（73.7）	29（50.9）	219（57.6）
社区卫生服务中心一方主导	37（8.1）	0（0.0）	1（1.8）	36（9.5）
其他	10（2.2）	1（5.3）	5（8.8）	4（1.1）

四、主要发现及建议

1. 社区中心和一线工作人员实际筛查项目实施过程中工作负荷较高，若要长期可持续地开展癌症筛查工作，应注意考虑"城癌项目"在筛查组织流程及工作量分配方面的工作负荷

两类机构中，社区中心工作负荷较高；3种项目角色中，一线工作人员的工作负荷最明显。主要原因可能在于社区卫生机构在癌症筛查项目中主要承担初筛（问卷风险评估）、组织评估为高危的人群参加医院的进一步临床筛查、开展相关随访等，相较于医院临床筛查的整体性，社区卫生机构工作量本身就大且具体，工作过程中涉及入户动员等与居民面对面接触的情况，难免遭遇入户动员难、居民不配合或不给开门、高危人群依从性差等情况，此类情况增加了社区卫生机构人员的工作心理压力。同时，部分社区卫生机构服务人口多、服务半径大，因此机构人员的体力工作负荷也有所增加。一线工作人员在医院和社区卫生服务机构中承担着具体的工作内容，相较于宏观管理人员，体力工作负荷更明显。工作人员在面对面收集调查信息时，需要先进行纸质问卷调查，然后再录入相关系统平台中，导致体力工作负荷再次增加。因此，通过电视、广播等多媒体平台宣传高危风险评估的必要性和有效性非常重要，能够使居民从意识角度接受初筛，减轻基层机构和工作人员在工作第一个环节的难度，减轻心理压力。在项目流程和工作量分配方面，建议项目管理机构根据实际情况调整和分解基层机构和一线人员的工作负荷；加速高危评估数据收集过程的信息采集智能化进程，减少不必要的重复劳动。

2. 实际筛查工作者通过项目获得的最大收获在于价值感、当地影响力及专业技能的提升，建议后期加强项目内部荣誉激励制度、对外宣传及专业能力建设

实际筛查服务提供方认为，参加项目的最大收获是通过开展公共卫生项目为更多人提升健康的社会价值感、通过项目技术培训和质控提升了专业技能、通过项目提升个人/团队/机构在当地的影响和口碑等。若要长期可持续性地开展癌症风险评估和临床筛查工作，建议加强项目内部荣誉激励制度，如项目内部设置评奖，或与卫生行政主管部门对医院、社区卫生服务机构的常规年终考评相结合，将项目工作设为加分项等，同时建议对外加强工作宣传。

3. 实际筛查工作者认为开展项目的最大困难在于物质激励不足、信息采集口径不一致造成的困难和重复劳动，建议根据各现场情况及具体干预项目落实劳务报酬，从政府层面加快信息化建设

实际筛查工作者认为开展项目的主要困难在于"物质激励不足，干活没有积极性""项目筛查与常规诊疗在信息采集口径方面不一致造成的困难和重复劳动"。关于"物质激励不足"这一困难，确实有三成多的工作人员反馈所在机构没有为其参加"城癌项目"投入的时间和精力提供过报酬或补偿。对于医院和社区机构的工作人员而言，

特别是具体参与到项目评估中的项目管理人员和一线工作人员，主要通过额外加班完成相应的"城癌项目"工作任务，且绝大部分工作人员能感受到在集中开展项目相关工作时的工作量超出日常工作强度，导致压力增加。因此，为相关工作人员提供劳务报酬或补偿之类的物质激励对于项目的持续顺利开展显得尤为重要。此外，国家财政为"城癌项目"提供了项目专款，国家项目组对于劳务比例也给出相应的指导，因此如果各机构能够及时落实劳务补偿，且为落实补偿提供相应的规章制度支持，则对于工作人员提供相关服务的积极性具有正向的促进作用。关于信息采集口径不一致所造成的困难和重复劳动，建议从政府和机构层面加强信息化建设，统一信息采集口径，使筛查信息采集与常规诊疗信息系统顺畅衔接，进而减少重复劳动。

4. 社区卫生服务中心无长期筛查服务意愿的比例超七成，主要担心个别检查人群的依从性差和工作超负荷，建议机构内合理协调筛查项目与日常工作，并将筛查放入基本公共卫生服务包中

社区卫生服务中心无长期提供筛查服务意愿的比例超七成，不愿意的原因主要为个别检查人群的依从性差、工作量超负荷。目前的癌症筛查项目多为"项目性"工作，工作人员除常规工作外，癌症筛查工作多为不同程度的额外工作量。社区机构工作人员认为个别检查人群的依从性差，可能是由于居民并未意识到癌症评估和早期筛查的必要性，因此建议加强癌症预防、早发现、早诊断、早治疗的宣传，从意识层面提高居民癌症筛查的积极性；同时，建议将癌症筛查和评估放入基本公共卫生服务包中，促进常见癌症筛查和评估服务的均等化，扩大受益人群，实现筛查服务的扩面，从而促进癌症早诊早治。这有助于建立癌症筛查的长效机制，确保筛查项目的持续性和稳定性，形成政府主导、社会参与的工作格局；可加强卫生、财政、民政等多部门的协同配合；还可加强基层医疗卫生机构的癌症防治能力，提升筛查和诊断的技术水平；通过服务包中的健康教育和宣传活动，提升居民对癌症筛查的认识，提高个体的筛查接受度，改善居民健康水平；以服务包的形式提供筛查服务，有助于提高资金使用效率，确保资金能够更好地应用于癌症筛查服务；长远来看，能够降低癌症疾病的经济负担；筛查经费固定且有保障，可一定程度地调动工作人员的服务积极性。

第三章
潜在筛查服务提供方调查

一、摘要

（一）目的

调查尚未参加过北京城市癌症早诊早治项目临床筛查的机构，全面掌握各潜在服务机构若参与"城癌项目"的客观工作条件、管理及临床检查人员主观倾向。

（二）方法

基于2012—2015年度加入"城癌项目"的项目点，对尚未开展临床筛查的医院的管理和临床检查人员等开展抽样问卷调查，主要采集基本信息、客观条件、管理人员主观倾向、一线工作人员主观倾向。采用基于纸质问卷的调查和网络数据上报两种方式收集信息，采用SAS 9.4、SPSS 19.0进行逻辑核查和统计分析，计量资料采用均数±标准差（$\bar{X}\pm S$）的形式表示，计数资料采用百分比（％）的形式表示。

（三）结果

来自于3家医院的149名管理人员、相关科室主任或工作组负责人、相关科室工作人员的平均年龄为39.2岁；潜在筛查服务提供方管理者中有癌症筛查意愿者占70.0%，希望提供该类服务的管理者主要认为"能通过项目提升个人/团队的专业技能（57.1%）""能为单位和科室带来经济效益（50.0%）""通过项目提升个人/团队在当地的影响和口碑（42.9%）"，不希望提供该类服务的管理者主要认为"机构明确定位为临床，不提供公共卫生项目（80.0%）"；潜在筛查服务提供方的临床检查人员最希望的收获是物质回报（76.0%）、通过项目技术培训和质控提升专业技能（50.4%）、通过开展公共卫生项目为更多人带来健康的社会价值感提升（34.9%），但又担心"物质激励力度不够，干活没有积极性（58.9%）""项目运行会干扰日常工作（57.4%）""项目筛查与常规诊疗在信息采集方面不一致造成的困难和重复劳动（35.7%）"；若每一例筛查的劳务报酬达到约100元时，潜在筛查服务提供方的临床筛查人员会考虑额外加班承担工作；若长期开展癌症筛查服务，北京市所选取的3家医院的潜在筛查服务提供方管理者（100%）均认为癌症筛查费用不应由患者自费承担。

（四）主要发现和政策建议

1. 潜在供方有较高的筛查服务供给意愿并具备一定的筛查业务扩展空间，但检查项目间差异较大，在项目扩展时应考虑该机构具体筛查项目的服务供给能力和技术储备等关键因素。

2. 专业技能提升和物质激励是服务积极性和项目可持续性的保证，在后续的项目工作中应给予重视。

3. 多个癌种临床筛查一线工作人员对单项筛查期望的加班劳务补偿占筛查成本的比例均不低于50%，在未来筛查成本分配中需要得到考量。

4. 潜在供方认为筛查费用应由政府和医保承担，需建立长期稳定的补偿机制。

二、调查表整体设计及调查方法

（一）调查表整体设计

1. 整体设计 依托国家癌症中心统一设计的问卷对北京市的目标人群进行问卷调查。问卷设计经过专家研讨确认。

2. 调查内容 包括基本情况、医院和科室客观条件、管理人员主观倾向、一线工作人员主观倾向等。基本情况主要包括年龄、性别、受教育程度、职称、职务、工作内容等个人基础信息。医院和科室客观条件主要包括医院级别、经济类型、类别、床位数、2013年全年门诊量以及科室开展8种筛查（上消化道镜检查、全肠镜检查、病理检查、肝脏B超、血液AFP检测、肺部低剂量螺旋CT、女性乳腺超声、女性乳腺钼靶）的情况。管理人员主观倾向主要包括提供相关筛查服务的意愿及原因、常规开展筛查服务所期望的主要项目经费来源。一线工作人员主观倾向主要包括最希望的收获、最担心的环节、对每例筛查期望获得的劳动报酬额度。调查用表见附件2。

3. 调查对象 于2012—2015年度政府指定加入"城癌项目"的北京市城六区（东城区、西城区、朝阳区、海淀区、丰台区、石景山区），选择尚未参加过"城癌项目"的3家医院，人员包括医院管理人员、相关科室主任或工作组负责人、相关科室工作人员。

4. 样本量 每家医院预计选择50名潜在调查对象，总计150名。

5. 调查形式

（1）基于纸质问卷的调查。

（2）网络录入（问卷填写完成经项目组审核无误后，分批录入到网络数据库中）。

（二）质量控制

对于纸质问卷调查，由经过统一培训的调查员进行访谈和多级数据质控。对于网络调查，在录入后台设置系列质控程序，防止错填、漏填及逻辑错误存在。北京市项目组工作人员和国家癌症中心相关人员对现场录入数据予以多轮核查。

（三）数据管理与分析

1. 统计软件　纸质问卷信息使用Epidata 3.1进行数据单人双录入，使用SAS 9.4和SPSS 19.0进行逻辑核查和数据分析。

2. 记录剔除　对以下变量信息任何之一缺失者进行剔除，具体包括姓名、年龄、性别、学历、职称系列、职称级别、职务、日常工作所涉及的筛查诊断。

3. 异常值处理　删除劳务报酬额度阈值超过均值±3倍标准差的数据。

首先对项目现场、医院及纳入人群进行基本特征描述，随后按照职务、职称系列/级别进行分组，分析管理人员和一线人员的主观倾向。正态分布的计量资料采用均数±标准差的形式表示，非正态分布的计量资料采用中位数/四分位数形式描述。计数资料采用百分比（%）的形式表示。

三、筛查机构服务能力扩展空间及人员主观倾向分析

（一）基本情况

本次调查共纳入3家医院，调查样本量为149名，详细信息见表3-1。所调查的3家医院均是公立三级医院，平均每家医院的床位数为1087张，每家医院的门诊量为138.2万人次。

表3-1　基本情况：潜在筛查服务提供方纳入项目点信息及样本量

机构名称	调查样本量/名	医院级别	医院类别	医院经济类型	床位数/张	年门诊量/万人次
世纪坛医院	50	三级	综合	全民	1100	15.7
朝阳医院	50	三级	综合	全民	1436	259.8
海淀医院	49	三级	综合	全民	725	139.0
合计	149	三级	综合	全民	1087	138.2

1. 医院人力设备情况及服务扩展空间　上消化道镜检查从预约到检查所需天数平均为10.3天，每套设备配备人员数平均为1.3名，每套设备每年可增加开展11.4%的检查。全肠镜检查从预约到检查所需天数平均为21.7天，每套设备配备人员数平均为1.4名，每套设备每年可增加开展10.5%的检查。病理检查从预约到检查所需天数平均为4.3天，每套设备配备人员数平均为1.3名，每套设备每年可增加开展44.3%的检查。肝脏B超从预约到检查所需天数平均为2.0天，每套设备配备人员数平均为1.3名，每套设备每年可增加开展13.8%的检查。血液AFP检测从预约到检查所需天数平均为1.5天，每套设备配备人员数平均为1.0名，每套设备每年可增加开展19.6%的检查。肺部低剂量螺旋CT从预约到检查所需天数平均为2.0天，每套设备配备人员数平均为5.2

名，每套设备每年可增加开展128.6%的检查。女性乳腺超声从预约到检查所需天数平均为2.7天，每套设备配备人员数平均为1.4名，每套设备每年可增加开展15.4%的检查。女性乳腺钼靶从预约到检查所需天数平均为1.0天，每套设备配备人员数平均为2.0名，每套设备每年可增加开展64.0%的检查。更多信息见表3-2。

表3-2　医院人力设备情况及服务扩展空间

筛查诊断类别	预约到检查所需天数/天	工作人员/名	专用设备/套	每套设备配备人员数/名	日均完成检查例数/例	该类检查开展例数（2013年）/例	每年估计可增多例数/例	每年可增加比例/%
上消化道镜检查	10.3	6.7	5.3	1.3	47.0	8748.3	1000.0	11.4
全肠镜检查	21.7	6.7	4.7	1.4	27.7	3819.0	400.0	10.5
病理检查	4.3	15.7	12.0	1.3	63.3	12 800.0	5666.7	44.3
肝脏B超	2.0	8.0	6.0	1.3	56.7	27 333.3	3766.7	13.8
血液AFP检测	1.5	2.0	2.0	1.0	275.0	40 717.5	8000.0	19.6
肺部低剂量螺旋CT	2.0	10.3	2.0	5.2	86.7	1763.0	2266.7	128.6
女性乳腺超声	2.7	6.7	4.7	1.4	33.3	8666.7	1333.3	15.4
女性乳腺钼靶	1.0	2.0	1.0	2.0	20.0	4300.0	2750.0	64.0

2. 潜在筛查服务提供方调查对象信息　149名调查对象的平均年龄为（39.2±8.8）岁，女性占63.8%，大学/大专及以上教育程度占73.8%。职务为科室一线工作人员占比最大（86.6%）；职称系列分布中，医师占比最大（61.1%），其次是技师（33.6%）；职称级别分布中，初中级占比最大（70.5%），高级职称占28.9%。更多信息见表3-3。

表3-3　基本情况：潜在筛查服务提供方调查对象信息

变量	人数及构成比[n（%）]	变量	人数及构成比[n（%）]
男性	54（36.2）	职务	
女性	95（63.8）	院级管理人员	6（4.0）
职称系列		科室级管理人员	14（9.4）
医师	91（61.1）	科室一线工作人员	129（86.6）
技师	50（33.6）	职称级别	
护师	4（2.7）	正高	14（9.4）
研究员	3（2.0）	副高	29（19.5）
科员	0（0.0）	中级	56（37.6）
其他	1（0.7）	初级	49（32.9）
受教育程度		临聘人员	0（0.0）
高中/中专	39（26.2）	其他	1（0.7）
大学/大专	37（24.8）		
硕士	49（32.9）		
博士	24（16.1）		
初中及以下	0（0.0）		

（二）管理人员主观倾向

1. 提供筛查服务意愿及原因 - 总体分析　70.0%的管理者希望提供相关的筛查服务，25.0%的管理者则拒绝提供，5.0%的管理者尚不能决定。希望提供服务的主要原因有"能通过项目提升个人／团队的专业技能（57.1%）""能为单位和科室带来经济效益（50.0%）""通过项目提升个人／团队在当地的影响和口碑（42.9%）"；不愿意提供服务的主要原因有"机构明确定位为临床，不提供公共卫生项目（80.0%）""绝大部分参加筛查的人没有病变，一定程度地浪费了医院的专业资源（40.0%）"。

2. 提供筛查服务意愿及原因 - 分职务分析　不同职务中，院级管理人员希望提供服务的比例较高（83.3%），主要原因有"能为单位／科室带来经济效益（100.0%）""能通过项目提升个人／团队的专业技能（40.0%）"；科室级管理人员不希望提供服务的比例较高（28.6%），主要原因有"机构明确定位为临床，不提供公共卫生项目（75.0%）"。

具体信息见表3-4。

表3-4　提供癌症筛查服务意愿及原因：总体及分职务分析

变量	合计 [n（%）]	院级管理人员 [n（%）]	科室级管理人员 [n（%）]
希望提供	14（70.0）	5（83.3）	9（64.3）
不希望提供	5（25.0）	1（16.7）	4（28.6）
其他	1（5.0）	0（0.0）	1（7.1）
希望原因			
能为单位和科室带来经济效益	7（50.0）	5（100.0）	2（22.2）
能为个人带来额外收入	1（7.1）	0（0.0）	1（11.1）
能通过项目提升个人/团队的专业技能	8（57.1）	2（40.0）	6（66.7）
能扩展行业交流和联络范围	3（21.4）	0（0.0）	3（33.3）
通过项目提升个人/团队在当地的影响和口碑	6（42.9）	0（0.0）	6（66.7）
其他	2（14.3）	2（40.0）	0（0.0）
不希望原因			
机构明确定位为临床，不提供公共卫生项目	4（80.0）	1（100.0）	3（75.0）
项目运行会干扰常规诊疗工作	1（20.0）	0（0.0）	1（25.0）
工作量超负荷	1（20.0）	0（0.0）	1（25.0）
个别检查存在较大的并发症风险，不宜在大人群中开展	1（20.0）	0（0.0）	1（25.0）
绝大部分参加筛查的人没有病变，一定程度地浪费了医院的专业资源	2（40.0）	1（100.0）	1（25.0）

3. 长期开展癌症筛查服务的项目经费来源期望 - 总体分析　若常规开展癌症筛查服务，期望的项目经费分别来源于地方政府支持（40.0%）、成立"癌症筛查专项基金"

（25.0%）、中央财政转移支付地方（20.0%）、各种形式的医疗保险（15.0%）。

4. 长期开展癌症筛查服务的项目经费来源期望-分职务分析　不同职务的管理者期望的项目经费来源不同，认为项目经费应该来自地方政府支持的院级管理人员占比较高（66.7%），认为应该来自中央财政转移支付地方、各种形式的医疗保险或成立"癌症筛查专项基金"的科室级管理人员占比较高，分别为21.4%、21.4%、28.6%。详见表3-5。

表3-5　长期开展癌症筛查服务的项目经费来源期望：总体和分职务

经费来源期望	合计 [n（%）]	职务 [n（%）]	
		院级管理人员	科室级管理人员
中央财政转移支付地方	4（20.0）	1（16.7）	3（21.4）
地方政府支持	8（40.0）	4（66.7）	4（28.6）
各种形式的医疗保险	3（15.0）	0（0.0）	3（21.4）
成立"癌症筛查专项基金"	5（25.0）	1（16.7）	4（28.6）

（三）一线工作人员主观倾向

1. 潜在提供方一线工作人员主观倾向-总体分析　潜在提供方一线工作人员通过参加项目最希望的收获主要是"物质回报（76.0%）""通过项目技术培训和质控提升专业技能（50.4%）""通过开展公共卫生项目为更多人送去健康的社会价值感提升（34.9%）"。如果参加癌症筛查项目，潜在提供方一线工作人员最担心的环节主要是"物质激励力度不够，干活没有积极性（58.9%）""项目运行会干扰日常工作（57.4%）""项目筛查与常规诊疗在信息采集方面不一致造成的困难和重复劳动（35.7%）"。具体信息见表3-6。

2. 潜在提供方一线工作人员主观倾向-分职称系列和级别分析　医师和护师最希望的收获均主要是"物质回报"，比例分别为68.0%、100.0%，以及"通过项目技术培训和质控提升专业技能"，比例分别为58.7%、100.0%；技师最希望的收获主要是"物质回报（85.4%）""通过开展公共卫生项目为更多人带来健康的社会价值感提升（47.9%）"；副高、中级和初级职称的一线工作人员最希望的收获主要为"物质回报"，比例分别为73.9%、74.5%、77.6%，以及"通过项目技术培训和质控提升专业技能"，比例分别为47.8%、47.3%、57.1%；正高职称的一线人员最希望的收获主要为"物质回报（100.0%）""通过开展公共卫生项目为更多人带来健康的社会价值感提升（100.0%）"。如参加癌症筛查项目，医师和技师最担心的环节主要为"项目运行会干扰日常工作"，比例分别为64.0%、52.1%，以及"物质激励力度不够，干活没有积极性"，比例分别为50.7%、68.8%；护师最担心的环节主要为"物质激励力度不够，干活没有积极性（75.0%）""项目筛查与常规诊疗在信息采集方面不一致造成的困难和重复劳动（50.0%）"。具体信息见表3-6和表3-7。

表3-6　潜在提供方一线工作人员主观倾向：总体及职称系列分析

变量	合计 [*n*（%）]	职称系列 [*n*（%）]		
		医师	技师	护师
最希望的收获				
物质回报	98（76.0）	51（68.0）	41（85.4）	4（100.0）
通过项目技术培训和质控提升专业技能	65（50.4）	44（58.7）	17（35.4）	4（100.0）
扩展行业交流和联络范围	28（21.7）	24（32.0）	4（8.3）	0（0.0）
通过开展公共卫生项目为更多人带来健康的社会价值感提升	45（34.9）	21（28.0）	23（47.9）	0（0.0）
不愿意参加	6（4.7）	4（5.3）	2（4.2）	0（0.0）
其他	1（0.8）	0（0.0）	1（2.1）	0（0.0）
最担心的环节				
项目运行会干扰日常工作	74（57.4）	48（64.0）	25（52.1）	1（25.0）
物质激励力度不够，干活没有积极性	76（58.9）	38（50.7）	33（68.8）	3（75.0）
特定检查不同技术环节间的衔接	13（10.1）	7（9.3）	6（12.5）	0（0.0）
项目筛查与常规诊疗在信息采集方面不一致造成的困难和重复劳动	46（35.7）	29（38.7）	14（29.2）	2（50.0）
个别检查存在较大的并发症风险，不宜在广大人群中开展	6（4.7）	6（8.0）	0（0.0）	0（0.0）
绝大多数参加筛查的人没有病变，一定程度地浪费了医院的专业资源	25（19.4）	14（18.7）	10（20.8）	1（25.0）

表3-7　潜在提供方一线工作人员主观倾向：分职称级别分析

变量	职称级别 [n（%）]			
	正高	副高	中级	初级
最希望的收获				
物质回报	1（100.0）	17（73.9）	41（74.5）	38（77.6）
通过项目技术培训和质控提升专业技能	0（0.0）	11（47.8）	26（47.3）	28（57.1）
扩展行业交流和联络范围	0（0.0）	5（21.7）	15（27.3）	8（16.3）
通过开展公共卫生项目为更多人带来健康的社会价值感提升	1（100.0）	7（30.4）	20（36.4）	17（34.7）
不愿意参加	0（0.0）	4（17.4）	2（3.6）	0（0.0）
其他	0（0.0）	0（0.0）	0（0.0）	1（2.0）
最担心的环节				
项目运行会干扰日常工作	1（100.0）	15（65.2）	27（49.1）	31（63.3）
物质激励力度不够，干活没有积极性	1（100.0）	11（47.8）	35（63.6）	28（57.1）
特定检查不同技术环节间的衔接	0（0.0）	4（17.4）	4（7.3）	5（10.2）
项目筛查与常规诊疗在信息采集方面不一致造成的困难和重复劳动	0（0.0）	5（21.7）	24（43.6）	17（34.7）
个别检查存在较大的并发症风险，不宜在较大人群中开展	0（0.0）	3（13.0）	3（5.5）	0（0.0）
绝大多数参加筛查的人没有病变，一定程度地浪费了医院的专业资源	0（0.0）	5（21.7）	10（18.2）	10（20.4）

3. 潜在提供方一线工作人员加班承担城癌工作劳务报酬期望额度　就参加工作的激励补偿方面，总体筛查项目的中位数为100元。不同筛查项目中每一例筛查的劳务报酬有所不同，其中全肠镜检查的中位数最大，为190元；女性乳腺钼靶的中位数最小，为40元。具体信息见表3-8。

表3-8　一线工作人员加班承担城癌工作的期望补偿价格

筛查项目	样本量	均值	标准差	最小值	P_{25}	P_{50}	P_{75}	最大值
总体	186	177.66	366.713	2	50	100	180	4000
上消化道镜检查	18	332.22	354.111	30	100	175	500	1500
全肠镜检查	18	654.44	948.623	50	100	190	1000	4000
病理制片	17	170.59	242.061	20	20	100	230	1000
病理读片	18	143.89	117.079	30	50	100	200	500
肝脏B超	25	77.60	45.851	10	50	100	100	180
血液AFP检测	26	117.81	132.581	2	5	50	225	400
肺部CT扫描	16	38.88	24.849	10	11	50	50	100
肺部CT读片	18	58.06	21.223	20	50	50	60	100
女性乳腺超声	21	132.38	70.704	20	65	150	200	200
女性乳腺钼靶	9	38.33	12.748	15	30	40	50	50

四、主要发现及建议

1. 潜在供方有较高的筛查服务供给意愿并具备一定的筛查业务扩展空间，但检查项目间差异较大，在项目扩展时应考虑机构具体筛查项目的服务供给能力和技术储备等关键因素

研究发现，潜在供方管理者提供癌症筛查服务的意愿较高（70.0%），甚至高于目前实际提供方的服务意愿。同时，针对不同类型癌症筛查的临床检查和检验项目，可提升的空间范围为年均400～8000例。这些结果进一步提示，从主观意愿到客观硬件配备，潜在的服务供给方都为项目的持续扩展提供了可能，但其中可能存在的问题也不容忽视。首先，北京市16个市辖区常住人口超过两千万，目前实际供方6种癌症的临床筛查服务主要覆盖城六区，不同癌种筛查服务数量为500～3500例，如果癌症筛查服务覆盖面扩大至所有城区，则加上潜在机构可能扩增的服务例数，部分检查项目依然无法满足服务扩增需求；其次，对于潜在的医疗机构，其筛查服务的临床检查和检验技术水平是否达到项目要求，本研究无法给予客观评价，仅从医院级别、功能定位和资质进行粗略判断。因此，未来项目的扩展需要综合考虑供方潜在服务供给能力和技术储备等关键因素，以满足居民筛查服务需求的目的。

2. 专业技能提升和物质激励是服务积极性和项目可持续性的保证，在后续的项目工作中应给予重视

研究结果发现，潜在供方一线工作人员希望参加项目收获物质回报（76.0%）、通过项目技术培训和质控提升专业技能（50.4%），同时担心物质激励不够（58.9%）、项目运行会干扰日常工作（57.4%），提示专业技能提升和物质激励是影响一线工作人员提供筛查服务意愿的关键因素。因此，如果在参与该项目过程中能够给予一线工作人员专业技能提升的机会以及一定物质激励，则既为其职业发展奠定了基础，又体现了医务人员的技术劳务价值，可以进一步调动供方服务积极性。医院的一线工作人员在城市癌症早诊早治项目中主要为癌症危险因素评估结果为阳性的人群提供临床筛查服务，是城市癌症早诊早治项目中很重要的环节，其将服务内容传递给受众，使项目真正产生作用，提示供方服务的积极性是项目能够持续、稳定开展的关键影响因素。因此，在供方管理层有高度提供癌症筛查服务意愿的情况下，需要关注并调动项目实施过程中一线工作人员的积极性。本研究结果所提示的专业技能提升和物质激励具有实际操作的可能性，应在后续项目工作中予以重视并可在资源调配中进行体现。

3. 多个癌种临床筛查一线工作人员对单项筛查期望的加班劳务补偿占筛查成本的比例均不低于50%，在未来筛查成本分配中需要得到考量

研究结果发现，若每一例筛查的劳务报酬达到约100元时，一线工作人员会考虑额外承担加班工作。不同筛查项目一线工作人员的期望稍有差别，期望劳务报酬为40～190元。需要注意的是，很多与癌症相关的临床筛查服务涉及项目不止一项，以乳腺癌筛查为例，需要涉及女性乳腺超声和女性乳腺钼靶，而上消化道癌和大肠癌除涉及两个部位的腔镜检查外，还有病理读片和病理制片。目前，国家按人头购买上消化道（包括胃和食管）镜检查、大肠镜检查、肝脏B超＋血液甲胎蛋白（AFP）检测、肺部低剂量螺旋CT、女性乳腺超声＋钼靶筛查服务，对各项临床筛查的费用补偿金额为300～450元。将各类一线工作人员的期望补偿与筛查内容进行归集后发现在5项临床癌症筛查工作中，一线工作人员期望的加班补偿占筛查成本的比例分别为上消化道83.3、大肠86.7、肝脏50.0、肺22.2、乳腺63.3%。除肺部以外，其他四个部位工作人员期望的加班补偿占筛查成本的比例均不低于50%，对项目的总预算会造成较大的冲击。但期望加班劳动补偿会对工作人员的服务积极性和项目实施质量产生直接影响。因此，未来项目筛查成本的分配需考量和测算一线人员劳务报酬的合理占比。

4. 潜在供方认为筛查费用应由政府和医保承担，需建立长期稳定的补偿机制

研究结果指出，潜在供方管理者提供癌症筛查服务的意愿较高（70.0%），其认为项目经费应主要由政府（60.0%）、成立专项基金（25%）和医保（15.0%）承担，提示在供方有高度服务意愿的情况下，若能建立持续稳定的政府和社会经费投入及补偿机制，则对项目长期大范围的推广更有保证。

第四章
实际筛查服务接受方调查

一、摘要

（一）目的

从筛查服务接受方的角度，通过调查实际参加过北京城市癌症早诊早治项目的城市人群，从对问卷"风险评估"的接受度、对临床筛查技术的接受度、对筛查组织形式的接受度、对筛查和早诊早治的支付意愿等层面了解癌症筛查在北京城市人群中的可持续性。

（二）方法

调查目标人群为2012—2013年度参加过北京"城癌项目"的人群，包括三类，分别为完成问卷"风险评估"的普通人群个体、在医院完成单一筛查的高危个体（单高）、在医院完成两种及以上筛查的高危个体（多高）。采用纸质问卷调查，内容包括基本信息、对问卷"风险评估"、临床筛查技术及筛查组织形式的接受度、对筛查和早诊早治的支付意愿等。统计描述及分析方法与前面章节基本相同。

（三）结果

北京市共完成2454名实际筛查服务接受者的调查，平均年龄55.8岁，包括普通人群940名、单一高危人群1003名、两种及以上高危人群511名；近5年人均年收入中位数（Q_1，Q_3）为3.0（2.0，5.0）万元。普通人群得知问卷"风险评估"活动信息的渠道主要是工作人员入户/电话通知（70.4%），对问卷"风险评估"的整体接受度较高（71.4%），62.0%倾向于"先做问卷风险评估，有问题再去临床检查/筛查"。高危个体得知需做进一步筛查的主要渠道与"风险评估"类似，其对筛查技术整体接受度较高（90.1%），而对上消化道镜检查和结直肠镜筛查的接受度均较低（84.6%、87.1%）。在筛查组织形式方面，72.0%的受访者希望跑一趟就能完成多项筛查，主要认为该模式省时省力（57.2%）；仅11.0%的受访者希望将筛查分在不同时间段，原因是担心身体吃不消（74.4%）。对于多癌种"打包"筛查服务，假设完全免费时，92.7%的受访者选择每1～3年进行一次筛查；如付费，对应比例则为71.7%。总体而言，70%以上的民众对癌症筛查服务有支付意愿，但仅15.2%对单一筛查愿意支付超过100元，仅9.6%对多癌种"打包"筛查愿意支付超过500元，拒绝支付的主要原因有"费用难以承受"、认为"没有必要"、"检查痛苦"。

（四）主要发现和政策建议

1. 初筛手段——问卷"风险评估"在人群筛查项目中的接受度较高，未来可在信息技术的帮助下提升问卷"风险评估"的精准度与效率。

2. 筛查实际接受方对筛查服务整体接受度较高，难点在于腔镜检查，需加强腔镜操作培训并积极探索接受度更高的备选筛查技术。

3. 对于多癌种"打包"筛查服务，无论是否免费，民众均对每年1～3次的筛查间隔/频率表现出高接受度，提示民众对筛查服务需求总体较高，但有必要科学评估筛查频率的经济有效性。

4. 70%民众对筛查服务有支付意愿，但支付额度有限，应建立长期稳定的政府与社会投入及补偿机制。

二、调查表整体设计及方法

（一）调查表整体设计

1. 整体设计　多中心横断面调查。

2. 调查内容　包括基本信息、问卷"风险评估"的接受度、临床筛查技术的接受度、筛查组织形式的接受度及筛查和早诊早治的支付意愿五个方面。其中问卷"风险评估"的接受度主要包括获取问卷"风险评估"活动的信息渠道和对于使用问卷风险评估作为初筛手段的接受度；临床筛查技术的接受度主要包括需进一步获取临床筛查的信息渠道及对临床筛查技术的接受度；筛查组织形式的接受度主要包括期望去医院几次完成多项临床检查及其原因、不同付费额度假设下（完全免费或自费）多癌种"打包"筛查服务频率的倾向；筛查和早诊早治的支付意愿是在假定政府推行每3年一次，且政府支持部分费用的情况下，对单一筛查和"打包"筛查的支付意愿、最多愿意支付的额度及不愿意的原因。调查用表见附件3。

3. 研究现场　2012—2013年度政府指定加入"城癌项目"的北京市城六区（东城、西城、朝阳、海淀、丰台、石景山）高危人群评估的社区和承担临床筛查的医院。

4. 对象　符合以下任意一种情况者，即完成问卷"风险评估"的普通人群个体、完成单一筛查的高危个体且在参加往日风险评估时没有接受过本问卷调查、完成多项筛查的高危个体且在参加往日风险评估时没有接受过本问卷调查。能够理解调查程序并签署知情同意书。

5. 样本量　预计2900名，包括1000名普通人群、1000名单一筛查的高危个体（200名/癌×5类癌症）及900名多项筛查的高危个体。

6. 信息收集方式　调查员与对象面对面访谈，或指导调查对象进行问卷自填。对于调查时机的选择，普通人群建议在问卷"风险评估"结束后离开评估现场前，单一或多项高危个体建议在完成所有临床筛查结束后离开医院前。

（二）质量控制

问卷设计通过专家研讨确认。

按纳入标准进行调查对象选择，由经过统一培训的调查员使用统一编制的问卷进行数据收集。

采用多级质量控制，问卷调查时调查员自检，调查完成2天内质控员再次检查，项目组对现场录入数据予以多轮核查。

（三）数据管理与分析

1. 统计分析　使用Epidata 3.1进行数据录入，所有数据使用SAS 9.4进行逻辑核查和数据分析。

2. 记录剔除　剔除编号、性别、身份证或调查对象分类任一缺失记录，剔除年龄超出范围（40~69岁）及调查对象分流信息有误的记录。

3. 分析指标　包括普通人群/单一高危人群/两种及以上高危人群的基本特征、对筛查组织形式的接受度、对筛查和早诊早治的支付意愿（包括支付意愿、承担金额以及拒绝原因），普通人群对问卷"风险评估"的接受度，单一/两种及以上高危人群对临床筛查技术的接受度。

4. 分析方法　统计描述视资料类型而定，性别、文化程度、职业、婚姻、家庭被抚养人口所占比例、家里65岁及以上老人所占比例用频数（百分比）表示，年龄采用"均数±标准差"表示，共同生活的家庭成员人数和近5年人均收入采用中位数（Q_1，Q_3）表示。

三、实际筛查接受方对评估筛查的接受度及支付意愿分析

（一）基本情况

本次共纳入分析的调查对象2454名，其中普通人群940名，单一高危人群1003名（肺癌262名、乳腺癌197名、结直肠癌155名、肝癌175名、上消化道癌214名），两种及以上高危人群511名。详细信息见表4-1。

表4-1　基本情况：实际筛查服务接受方调查纳入项目点信息及样本量

人群	人数/名	人群	人数/名
普通人群	940	肝癌	175
单一高危人群		上消化道癌	214
肺癌	262	两种及以上高危人群	511
乳腺癌	197	合计	2454
结直肠癌	155		

实际调查对象基本信息　2454名调查对象的平均年龄为（55.8±6.9）岁；女性居多，占66.5%；初中/高中的教育程度居多，占69.4%；企业人员/工人占比最大（32.2%），个体户占比最小（0.9%），事业单位人员/公务员、退休人员、农民/农民工、公司职员、无业人员、自由职业者占比分别为17.2%、19.4%、9.0%、6.9%、3.6%、2.9%；已婚/同居人员占93.0%，未婚/离婚/丧偶人员占6.9%；共同生活的家庭人数中位数为3（2，4）；家庭有需抚养人口的调查对象占比为44.5%，其中家里有65岁及以上老人的调查对象所占比例为29.6%；近5年人均年收入中位数（Q1，Q3）为3.0（2.0，5.0）万元。更多信息见表4-2。

表4-2　基本情况：实际筛查服务接受方调查对象信息（$n=2454$）

变量	合计	普通人群	单一高危人群	两种及以上高危人群
年龄（岁，$\bar{X}\pm S$）	55.8±6.9	55.7±6.9	56.0±6.9	55.5±6.8
性别［n（%）］				
男	823（33.5）	299（31.8）	385（38.4）	139（27.2）
女	1631（66.5）	641（68.2）	618（61.6）	372（72.8）
文化程度［n（%）］				
未正式上过学	16（0.7）	3（0.3）	9（0.9）	4（0.8）
小学	100（4.1）	28（3.0）	48（4.8）	24（4.7）
初中	722（29.4）	289（30.7）	292（29.1）	141（27.6）
高中/中专	982（40.0）	383（40.7）	381（38.0）	218（42.7）
大学/大专	602（24.5）	228（24.3）	257（25.6）	117（22.9）
研究生及以上	32（1.3）	9（1.0）	16（1.6）	7（1.4）
职业［n（%）］				
事业单位人员/公务员	421（17.2）	174（18.5）	163（16.3）	84（16.4）
企业人员/工人	790（32.2）	302（32.1）	309（30.8）	179（35.0）
公司职员	169（6.9）	66（7.0）	84（8.4）	19（3.7）
个体户	22（0.9）	6（0.6）	14（1.4）	2（0.4）
自由职业者	72（2.9）	30（3.2）	25（2.5）	17（3.3）
农民/农民工	221（9.0）	65（6.9）	105（10.5）	51（10.0）
无业人员	89（3.6）	39（4.1）	31（3.1）	19（3.7）
退休	477（19.4）	186（19.8）	184（18.3）	107（20.9）
其他	193（7.9）	72（7.7）	88（8.8）	33（6.5）

续表

变量	合计	普通人群	单一高危人群	两种及以上高危人群
婚姻状况 [n（%）]				
未婚	16（0.7）	5（0.5）	8（0.8）	3（0.6）
同居	16（0.7）	11（1.2）	4（0.4）	1（0.2）
已婚	2264（92.3）	871（92.7）	922（91.9）	471（92.2）
离婚	88（3.6）	30（3.2）	40（4.0）	18（3.5）
丧偶	65（2.6）	20（2.1）	27（2.7）	18（3.5）
其他	5（0.2）	3（0.3）	2（0.2）	0（0）
共同生活的家庭人员数 [名，M（Q_1, Q_3）]	3（2.0, 4.0）	3（2.0, 4.0）	3（2.0, 4.0）	3（2.0, 4.0）
家庭有需抚养人口所占比例 [n（%）]	1091（44.5）	483（51.4）	398（39.7）	210（41.1）
家里有65岁及以上老人所占比例 [n（%）]	727（29.6）	304（32.3）	272（27.1）	151（29.5）
近五年人均年收入 [万元，M（Q_1, Q_3）]	3.0（2.0, 5.0）	3.5（2.0, 5.0）	3.0（2.0, 4.5）	3.0（2.0, 4.0）

注：此处年龄是2017年根据身份证号计算得出的数据。

（二）对问卷"风险评估"的接受度

普通人群对问卷"风险评估"的接受度　普通人群对问卷"风险评估"的得知渠道以"社区医生或街道委员会工作人员入户/电话通知"这种方式占比最高（70.4%）；受访者对于用问卷评估作为初筛手段的接受度较高，认为"很好，因为不是每个人都需要做检查，该评估可以过滤高危个体"的占比达到了71.4%；大多数受访者选择"就像这次一样，先做问卷风险评估，有问题再进行临床检查/筛查"，占比为62.0%。详细信息见表4-3。

表4-3　普通人群对问卷"风险评估"获取信息的渠道及总体接受度

变量	人数及构成比 [n（%）]
您通过以下哪种渠道得知今天的问卷"风险评估"活动（n=940）	
社区医生或街道居委会工作人员入户/电话通知	662（70.4）
看到了小区里贴的广告	263（28.0）
自家邮箱收到一张宣传单/邀请信	20（2.1）
在电视或者广播中得知	45（4.8）
朋友、街坊邻居转告	167（17.8）
其他	49（5.2）
对于用问卷风险评估作为初筛手段，下面哪种描述最能反映您的想法（n=939）	
很好，因为不是每个人都需要做检查，该评估可以过滤高危个体	670（71.4）
即便我的风险评估结果是阴性，但我还是有些担心可能被漏检，我仍想做进一步的临床检查	202（21.5）
即便我风险评估阳性，但我还是不想去做下一步的临床检查	8（0.9）
没有想法	52（5.5）
其他	7（0.7）
如果可以选择，您希望（n=936）	
就像这次一样，先做问卷风险评估，有问题再进行临床检查/筛查	580（62.0）
直接去做临床检查/筛查	213（22.8）
没有想法，听医生安排	139（14.9）
其他	4（0.4）

（三）对临床筛查技术的接受度

高危人群得知需做进一步临床筛查的渠道主要以"社区医生或街道居委会工作人员入户/电话通知"为主（79.2%），其中单一高危人群和两种及以上高危人群的占比分别为80.7%和76.3%。高危人群对筛查技术的总体接受度较高，认为"完全可以接受"和"还算可以接受，尽管检查起来有点尴尬/不适"的占比为90.1%，其中单一高危人群和两种以上高危人群的占比分别为91.1%和88.1%。详细信息见表4-4。

表4-4　高危人群的信息获取渠道及对临床筛查技术的接受度

变量	合计 [n（%）]	单一高危人群 [n（%）]	两种及以上高危人群 [n（%）]
您通过以下哪种渠道得知您需做进一步临床筛查			
社区医生或街道居委会工作人员入户/电话通知	1199（79.2）	809（80.7）	390（76.3）
看到了小区里贴的通知	265（17.5）	161（16.1）	104（20.4）
自家邮箱收到通知信	12（0.8）	10（1.0）	2（0.4）
朋友转告	123（8.1）	62（6.2）	61（11.9）
其他	53（3.5）	32（3.2）	21（4.1）
合计	1514（100.0）	1003（100.0）	511（100.0）
对于这种检查方法接受度			
完全可以接受	1112（73.5）	745（74.3）	367（72.0）
还算可以接受，尽管检查起来有点尴尬/不适	251（16.6）	169（16.8）	82（16.1）
较难接受，检查起来觉得有些尴尬/难受	62（4.1）	35（3.5）	27（5.3）
很难接受，检查起来觉得非常痛苦	35（2.3）	21（2.1）	14（2.7）
其他	53（3.5）	33（3.3）	20（3.9）
合计	1513（100.0）	1003（100.0）	510（100.0）

对临床筛查技术的接受度-分筛查技术分析　高危人群对不同的临床筛查技术接受程度有所不同，腔镜检查是难点；对不限部位任一筛查技术的平均接受度为91.1%，接受度高于平均水平的筛查技术有"肺部低剂量薄层CT（96.9%）""乳腺超声＋钼靶（92.9%）""肝脏B超＋血液AFP（92.0%）"。"大肠镜检查"和"上消化道镜检查"均低于平均水平，接受度分别为87.1%和84.6%。

既不做上消化道镜也不做全肠镜的接受度为90.7%，任意两种以上筛查的平均接受度为88.1%。除"全肠镜＋上消化道镜－"（做全肠镜检查，不做上消化道镜检查）因样本数量过小外，其他腔镜相关的联合筛查的接受度均低于平均水平，其中"上消化道镜＋全肠镜－"（做上消化道肠镜，不做全肠镜检查）的接受度最低（84.9%），其次是"上消化道镜＋或全肠镜＋"（上消化道镜检查或全肠镜检查）和"上消化道镜＋全肠镜＋"（两种检查都做），接受度分别为85.7%和86.1%。详细信息见表4-5。

表4-5　高危人群对临床筛查技术的接受度：分筛查技术分析 [n （%）]

筛查技术	完全可以接受	还算可以接受，尽管检查起来有点尴尬/不适	较难接受，检查起来觉得有些尴尬/难受	很难接受，检查起来觉得非常痛苦	其他
单一筛查					
肺部低剂量薄层CT（n=262）	249（95.0）	5（1.9）	1（0.4）	0（0.0）	7（2.7）
乳腺超声+钼靶（n=197）	157（79.7）	26（13.2）	6（3.0）	2（1.0）	6（3.0）
大肠镜检查（n=155）	84（54.2）	51（32.9）	11（7.1）	7（4.5）	2（1.3）
上消化道镜检查（n=214）	99（46.3）	82（38.3）	16（7.5）	10（4.7）	7（3.3）
肝脏B超+血液AFP（n=175）	156（89.1）	5（2.9）	1（0.6）	2（1.1）	11（6.3）
不分部位任一筛查（n=1003）	745（74.3）	169（16.8）	35（3.5）	21（2.1）	33（3.3）
腔镜相关组合筛查					
上消化道镜-和全肠镜-（n=269）	213（79.2）	31（11.5）	8（3.0）	2（0.7）	15（5.6）
任意两种及以上筛查（n=510）	367（72.0）	82（16.1）	27（5.3）	14（2.7）	20（3.9）
全肠镜+上消化道镜-（n=10）	9（90.0）	1（10.0）	0（0.0）	0（0.0）	0（0.0）
上消化道镜+全肠镜-（n=185）	120（64.9）	37（20.0）	15（8.1）	11（5.9）	2（1.1）
上消化道镜+或全肠镜+（n=231）	150（64.9）	48（20.8）	18（7.8）	12（5.2）	3（1.3）
上消化道镜+全肠镜+（n=36）	21（58.3）	10（27.8）	3（8.3）	1（2.8）	1（2.8）

（四）对筛查组织形式的接受度

对于筛查组织形式方面，72%的受访者希望"跑一趟就能把所有检查都做完"，原因主要是"省时省力（57.2%）"；11%的受访者希望"将两项临床检查分在不同的日期做，不怕多跑几趟"，原因主要是"身体吃不消（74.4%）"。

对于多癌种筛查"打包"完成的服务，如完全免费，92.7%的受访者所能接受的筛查间隔/频率为每1~3年一次（1年占56.7%，2年占26.3%，3年占9.7%）；如完全付费（约1500元），71.7%的受访者所能接受的筛查间隔/频率为每1~3年一次（1年22.7%，2年27.3%，3年21.7%）。详细信息见图4-1和表4-6。

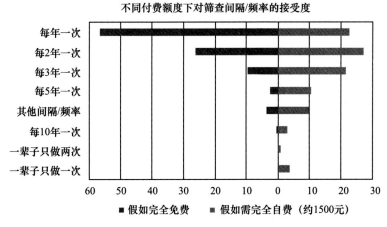

图4-1　对筛查组织形式的接受度

表4-6 对筛查组织形式的接受度 [n（%）]

变量	总体	普通人群	单一高危人群	两种及以上高危人群
参加这个项目的每个人都有可能需要做两项或以上的临床检查/筛查，对此，您希望：				
跑一趟就能把所有检查都做完	1767（72.0）	746（79.4）	664（66.2）	357（69.9）
将两项临床检查分在不同的日期做，不怕多跑几趟	271（11.0）	103（11.0）	112（11.2）	56（11.0）
跑一趟两趟无所谓	399（16.3）	88（9.4）	219（21.8）	92（18.0）
其他	17（0.7）	3（0.3）	8（0.8）	6（1.2）
您希望跑一趟就把所有检查都做完，主要考虑因素：				
省时省力	1010（57.2）	524（70.2）	295（44.4）	191（53.5）
节省交通费用	140（7.9）	79（10.6）	47（7.1）	14（3.9）
其他	617（34.9）	143（19.2）	322（48.5）	152（42.6）
您希望将两项临床检查分在不同日期做，主要考虑因素*：				
一次做两个以上的项目，身体吃不消	201（74.4）	83（81.4）	82（73.2）	36（64.3）
一天的等待时间太长，不如改日再来	92（34.1）	60（58.8）	16（14.3）	16（28.6）
其他	27（10.0）	3（2.9）	18（16.1）	6（10.7）
对于这种将5～6种癌症的筛查一起"打包"完成的服务，如果完全免费，您所能接受的筛查间隔				
每年一次	1392（56.7）	460（48.9）	610（60.8）	322（63.0）
每2年一次	646（26.3）	275（29.3）	254（25.3）	117（22.9）
每3年一次	238（9.7）	134（14.3）	81（8.1）	23（4.5）
每5年一次	59（2.4）	46（4.9）	12（1.2）	1（0.2）
每10年一次	16（0.7）	15（1.6）	0（0.0）	1（0.2）
一辈子只做两次	4（0.2）	4（0.4）	0（0.0）	0（0.0）
一辈子只做一次	6（0.2）	4（0.4）	2（0.2）	0（0.0）
其他间隔/频率	93（3.8）	2（0.2）	44（4.4）	47（9.2）

续表

变量	总体	普通人群	单一高危人群	两种及以上高危人群
对于这种将5~6种癌症的筛查一起"打包"完成的服务，如果需要您完全付费（约1500元），您所能接受的筛查间隔/频率				
每年一次	558（22.7）	147（15.6）	247（24.6）	164（32.1）
每2年一次	670（27.3）	219（23.3）	308（30.7）	143（28.0）
每3年一次	533（21.7）	260（27.7）	193（19.2）	80（15.7）
每5年一次	260（10.6）	166（17.7）	72（7.2）	22（4.3）
每10年一次	74（3.0）	63（6.7）	5（0.5）	6（1.2）
一辈子只做两次	19（0.8）	14（1.5）	4（0.4）	1（0.2）
一辈子只做一次	95（3.9）	52（5.5）	9（0.9）	34（6.7）
其他间隔/频率	245（10.0）	19（2.0）	165（16.5）	61（11.9）

（五）对筛查和早诊早治的支付意愿

1. 对筛查和早诊早治的支付意愿-单癌种筛查分析 受访者对单种癌症筛查的总体支付意愿较高，占比为71.2%。受访者对单种癌症筛查拒绝支付的原因主要有"其他（47.9%）""费用难以承受（26.7%）""没必要（18.2%）"。对于具体癌种筛查，"其他"是各癌种拒绝支付的第一原因，除乳腺外，其他癌种拒绝支付排位第二的原因主要是"费用难以承受"。因筛查技术不同各癌种"费用难以承受"的比例略有差异，其中食管镜检查（22.4%）、胃镜检查（27.6%）、大肠镜检查（24.6%）、肝部血液AFP＋B超（37.0%）、肺部低剂量螺旋CT（31.4%）、乳腺超声＋钼靶（22.9%）。详细信息见表4-7、表4-8。

表4-7 筛查支付意愿：分亚组人群分析 [n（%）]

变量	合计	普通人群	单一高危人群	两种及以上高危人群
单一筛查合计（n=14 713）	10 472（71.2）	3578（63.6）	4669（77.6）	2225（72.6）
食管癌（n=2453）	1603（65.3）	532（56.7）	716（71.4）	355（69.5）
胃癌（n=2453）	1703（69.4）	542（57.7）	785（78.3）	376（73.6）
大肠癌（n=2453）	1657（67.5）	543（57.8）	762（76.0）	352（68.9）
肝癌（n=2453）	1925（78.5）	669（71.2）	853（85.0）	403（78.9）
肺癌（n=2453）	1867（76.1）	661（70.4）	830（82.8）	376（73.6）
乳腺癌（n=2448）	1717（70.1）	631（67.6）	723（72.1）	363（71.0）
整体打包（n=2454）	1925（78.4）	627（66.7）	882（87.9）	416（81.4）

受访者在支付额度小于50元时的支付意愿最高（61.8%），其次是50～99元（22.5%），当支付额度超过100元时，支付意愿下降。详细信息见表4-8。

2. 打包筛查分析 如果多癌种"打包"进行支付，78.4%的受访者也愿意承担/支付部分费用。拒绝支付的原因主要有"费用难以承受（56.0%）""没必要（35.2%）""检查痛苦（18.1%）"。受访者在支付额度小于50元时的支付意愿最高（22.8%），超过500元时，支付意愿下降。详细信息见表4-9。

3. 支付额度总体分析 受访者有支付意愿的占比较高，但是支付额度有限。对于单一癌种筛查，当支付额度超过100元时，仅15.2%的受访者愿意承担/支付部分费用；对于多癌种打包筛查，当支付额度超过500元时，仅9.6%的受访者有支付意愿。详细信息见表4-8和表4-9。

四、主要发现及建议

1. 初筛手段——问卷"风险评估"在人群筛查项目中接受度较高，未来可在信息技术的帮助下，提升问卷"风险评估"的精准度与效率

调查结果表明，实际需方对问卷"风险评估"作为初筛手段的接受度较高（71.4%），

表4-8 筛查支付意愿：对单一筛查意愿支付比例、额度及不愿意原因 [n（%）]

变量	单一筛查合计	食管镜检查*450元	胃镜检查*450元	大肠镜检查*450元	肝部血液AFP+B超**300元	肺部低剂量螺旋CT 450元	乳腺超声+钼靶**300元
愿意							
小于50元	6474（61.8）	968（60.4）	1039（61.0）	1018（61.4）	1237（64.3）	1170（62.7）	1042（60.7）
50~99元	2359（22.5）	380（23.7）	393（23.1）	380（22.9）	409（21.2）	399（21.4）	398（23.2）
100~149元	962（9.2）	150（9.4）	158（9.3）	151（9.1）	167（8.7）	166（8.9）	170（9.9）
150~199元	480（4.6）	66（4.1）	72（4.2）	67（4.0）	104（5.4）	71（3.8）	100（5.8）
200~249元	124（1.2）	30（1.9）	32（1.9）	32（1.9）	-	30（1.6）	-
250元以上	22（0.2）	-	-	-	-	22（1.2）	-
不愿意							
不愿意的原因							
费用难以承受	596（26.7）	101（22.4）	99（27.6）	100（24.6）	97（37.0）	98（31.4）	101（22.9）
没必要	406（18.2）	67（14.9）	62（17.3）	60（14.7）	43（16.4）	43（13.8）	132（29.9）
没时间	11（0.5）	1（0.2）	2（0.6）	2（0.5）	2（0.8）	2（0.6）	2（0.5）
检查痛苦	213（9.5）	65（14.4）	71（19.8）	66（16.2）	5（1.9）	4（1.3）	2（0.5）
其他	1070（47.9）	231（51.2）	139（38.7）	193（47.4）	122（46.6）	172（55.1）	213（48.2）

注：* 上消化道腔镜和大肠腔镜检查支付意愿意支付的金额选项有5个选项，前4个与列表中相同，第5个是200元及以上；** 肝部血液AFP+B超和乳腺超声+钼靶意愿支付的金额选项有4个选项，前3个与列表中相同，第4个是150元及以上

表4-9 筛查支付意愿：对打包筛查意愿支付比例、额度及不愿意原因

变量	人数	构成比（%）	变量	人数	构成比（%）
愿意	1925	78.4	800～899元	25	1.3
小于50元	438	22.8	900元及以上	61	3.2
50～99元	274	14.2	不愿意	529	21.6
100～199元	466	24.2	不愿意的原因		
200～299元	203	10.5	费用难以承受	296	56.0
300～399元	190	9.9	没必要	186	35.2
400～499元	171	8.9	没时间	55	10.4
500～599元	59	3.1	检查痛苦	96	18.1
600～699元	19	1.0	其他	42	7.9
700～799元	19	1.0			

提示该方法在人群筛查项目中较可行，不仅能够有效筛选出潜在的高风险个体，为后续的详细检查提供有力依据，还体现了公众对于科学、便捷筛查方式积极的态度与信任。未来可利用生物信息挖掘、机器学习、人工智能等信息技术构建出更加精准的风险评估模型，实现高危人群精细分层与个性化管理；或利用网络电子问卷调查这一现代化手段，有效地简化数据收集流程，提升信息处理效率，减轻基层卫生机构在筛查项目实施过程中的工作负担，进一步提升风险评估的精准度与效率。

2. 筛查实际接受方对筛查服务的整体接受度较高，难点在于腔镜检查，需加强腔镜操作培训并积极探索接受度更高的备选筛查技术

实际参加过"城癌项目"的居民对具体筛查技术的整体接受度较好（90.1%），充分显示了筛查技术在提高居民健康意识、促进早期发现与干预方面的重要作用。然而，调查同时也揭示了一个不容忽视的难点，即腔镜筛查技术的接受度相对较低。建议强化与居民的沟通机制，通过科普讲座、一对一咨询等方式深入浅出地解释腔镜筛查的必要性、安全性及有效性，有效减轻目标人群的担忧与顾虑；其次积极探索并引入更多元化、接受度更高的备选筛查技术，以满足不同居民的需求与偏好，提升整体筛查参与度。同时，为提升腔镜筛查的实施效果，建议继续加强医务人员的腔镜操作技能培训，确保检查过程的专业性、准确性与舒适度。此外，优化检查环境，创造温馨、私密的检查空间，搭配适当的心理疏导与安慰，有助于缓解受检者的紧张情绪，提升整体体验。

3. 对于多癌种"打包"筛查服务，无论是否免费，民众均对每年1～3次的筛查间隔/频率表现出高接受度，提示民众对筛查服务需求总体较高，但有必要科学评估筛查频率的经济有效性

调查结果表明，无论筛查服务是否收取费用，民众均对每年1～3次的筛查间隔/频率表现出高接受度。具体而言，在筛查服务免费的情况下，这一需求达到92.7%，即便

在需要付费的情况下，接受度也达到71.7%。以上结果不仅彰显了公众健康意识的显著提升，也凸显了筛查服务在预防医学中的重要性。值得注意的是，尽管民众对筛查频率有着较高的期望，但经济有效的筛查频率并非仅凭主观意愿即可确定，其需要建立在科学的评估基础上，包括对不同疾病自然史的理解、筛查技术的敏感度与特异性分析以及成本效益的考量。因此，未来有必要进一步加强对筛查频率的科学评价研究，以制订出既符合民众健康需求，又兼顾经济合理性的筛查策略。同时，针对民众可能存在的对筛查频率的误解，相关机构应加强理性引导，通过科普宣传、专业咨询等方式帮助民众正确理解筛查的目的、意义及合理频率，避免资源的浪费和不必要的心理负担。

4．70%民众对筛查服务有支付意愿但支付额度有限，应建立长期稳定的政府与社会投入及补偿机制

被调查者中对筛查服务有支付意愿者占70%，说明公众对于自身健康投资的高度认可与重视。然而，这一积极态度在支付额度方面却显现出一定的局限性，暗示了经济因素在决定筛查服务可及性方面的关键作用。当单一筛查服务支付额度超过100元时，仅有15.2%的受访者表示愿意承担，表明大多数民众对于高单价筛查服务的直接支付能力有限。在打包筛查服务（即多种筛查项目组合）的场景下，即便支付总价不超过500元，愿意支付的受访者比例也下降至9.6%，进一步印证了民众在面对综合性、高价值医疗服务时的经济考量。以上结果提示，推广人群筛查所面临的困难与挑战是如何在保障筛查服务广泛覆盖的同时，兼顾民众的经济承受能力。因此，有效推动筛查服务的普及，必须建立起长期稳定的政府与社会投入及补偿机制，可通过政府补贴、医保支付改革、社会慈善捐赠等多种渠道为筛查服务提供可持续的资金支持。

第五章

潜在筛查服务接受方调查

一、摘要

（一）目的

调查尚未参加过城市癌症早诊早治项目高危人群评估或临床筛查的社区居民，了解其基本情况、对筛查服务的需求和对筛查服务的支付意愿。

（二）方法

基于2012—2014年度加入"城癌项目"的北京市6个城区的项目点，采用多中心横断面方便抽样方法对尚未参加过"城癌项目"高危人群评估的社区居民开展调查。用纸质问卷和网络数据上报两种方式收集信息，内容主要包括基本信息、对筛查服务的需求、对筛查服务的支付意愿。采用Epidata 3.1进行数据逻辑审核，应用SAS 9.4、SPSS 19.0和Excel 2010进行逻辑核查和统计分析，采用描述性统计学方法进行分析，计量资料采用均数 ± 标准差（$\bar{X} \pm S$）进行描述，计数资料采用百分比（%）进行描述。

（三）结果

共收集问卷1011份，其中有效问卷1011份，有效应答率为100%。北京市6个城区1011例社区居民的平均年龄为55.0岁，有保险覆盖的居民占97.8%；未做过癌症筛查（或防癌体检、筛检、早诊早治、普查等）的居民高达77.2%；在不考虑费用等因素的情况下，76.2%的居民对癌症筛查服务有需求，54.4%希望去综合医院接受筛查，仅42.7%倾向选择合理的筛查机构级别（非越高越好）；20.4%的居民对癌症筛查服务没有需求，主要原因是"有单位组织的体检，包含癌症筛查方面的检查（48.1%）""感到身体不适或异常后，自行就诊（47.6%）""可以自己在感觉需要的时候去医院做检查（28.2%）"；67.2%的居民认同"先问卷评估-再临床检查"的癌症筛查模式；对于每3年一次的单癌种筛查和多癌种联合筛查，有支付意愿的比例分别为53.2%和70.9%，单癌种筛查愿意支付100元以上筛查费用的比例约为8.0%（3.4%~10.9%），多癌种联合筛查愿意支付500元以上筛查费用的比例为5.4%。

（四）主要发现和政策建议

1. 潜在筛查服务接受方有癌症筛查需求但服务利用不足，建议大力宣传癌症筛查的重要性，将提高癌症防控意识作为未来工作重点。

2. 居民对筛查机构的级别和类型要求高，应引导合理选择筛查机构。

3. 潜在接受方癌症筛查意愿高，但支付意愿和额度有限，应考虑建立以政府与社会为主的经费筹集机制。

4. 潜在需方中弱势群体的筛查需求较高，建议在筛查时保障低收入等相对弱势群体的筛查需求。

二、调查表整体设计与方法

（一）调查表整体设计

1. 整体设计　多中心横断面调查。

2. 调查内容　包括基本情况、对筛查服务的需求、对筛查服务的支付意愿等。对筛查服务的需求主要包括是否做过癌症筛查、是否对筛查服务有需求、没有需求的原因、希望接受筛查的机构类型、倾向筛查机构的级别、对筛查模式的想法、给予50岁以上亲朋好友的建议。对筛查服务的支付意愿主要包括对筛查服务费用支付意愿、个人最多愿意承担的费用比例、打包筛查愿意支付的最高费用额度范围、临床筛查享有医疗保险报销的看法。调查用表见附件4。

3. 对象　选择在2012—2014年度政府指定加入"城癌项目"的城六区中未曾覆盖过的社区；所选社区与已开展项目社区在人口规模、经济水平、卫生条件等方面的比较；所选社区内未曾参加过筛查项目的居民；年龄在40～69岁；能够理解调查程序并签署知情同意书。

4. 样本量　1000名。

5. 调查形式　基于纸质问卷的调查，回收并审核无误后，分批录入到Epidata 3.1数据库中。调查员与调查对象面对面访谈，或指导调查对象进行问卷自填。

（二）质量控制

问卷设计通过专家研讨确认。

对于问卷调查，由经过统一培训的调查员进行访谈或多级数据质控。数据库后台设置系列质控程序，防止错填、漏填及逻辑错误存在。纸质问卷采用Epidata 3.1进行数据单人双录入。项目组对现场录入数据予以多轮核查。

（三）数据管理与分析

1. 统计软件　使用SAS 9.4和SPSS 19.0进行逻辑核查和数据分析。

2. 记录剔除　对以下变量信息全部缺失者进行剔除，具体包括性别、年龄、学历、职业、婚姻状况、家庭人口数、收入、医疗保障状态、常住地址。

首先对调查人群进行基本特征描述，随后按照省份、受教育程度、职业、收入水平、医疗保障状态进行分组，分析对筛查服务的需求和支付意愿，正态分布的计量资料采用均数±标准差的形式表示，非正态分布的计量资料采用中位数/四分位数形式描述。计数资料采用频数（百分比）表示。

三、潜在筛查服务接受方的筛查需求及支付意愿分析

（一）基本情况

本次调查共纳入城六区7个社区，共调查1011人。详细信息见表5-1。

调查对象信息：1011名调查对象的平均年龄为（55.0±7.4）岁，女性占58.4%，平均共同生活的家庭成员数为（3.3±1.4）人。受教育程度分布中，占比最高者为高中/中专学历（占41.8%），其次为初中（占30.5%），大学及以上比例为22.1%，小学及以下比例为5.6%。职业分布中，退休人员占比最大，为36.3%，企业人员/工人占22.6%，事业单位人员/公务员占15.7%，农民/农民工占6.2%，公司职员占6.1%，无业人员占5.2%，自由职业者占4.3%，个体户占2.4%。婚姻分布中，已婚/同居比例为92.8%，未婚/离婚/丧偶/其他占7.2%。家庭年收入分布中，家庭年收入在6.0万～7.9万元占比最大，为23.4%，其次集中在4.0万～5.9万元占21.5%，收入8.0万～14.9万元占19.5%，收入2.0万～3.9万元占12.0%，15.0万元及以上占7.3%，2.0万元以下占6.6%，不清楚或无法提供的占9.7%。医疗保障状态分布中，67.4%的调查对象参加了城镇职工基本医疗保险，18.2%的调查对象参加了城镇居民医疗保险，9.1%的调查对象参加了新型农村合作医疗，2.3%的调查对象参加公费医疗，0.8%的调查对象参加商业医疗保险，0.9%的调查对象为自费。更多信息见表5-2。

表5-1　基本情况：潜在筛查服务接受方调查纳入项目点信息及样本量

城区	社区点数目	样本量
东城	2	150
西城	1	158
朝阳	1	204
海淀	1	199
丰台	1	150
石景山	1	150
合计	7	1011

表5-2   基本情况：调查对象基本信息 [n (%)]

变量	合计	变量	合计
年龄		未婚/离婚/丧偶/其他	73（7.2）
59岁及以下	708（70.0）	**职业**	
60岁及以上	303（30.0）	事业单位人员/公务员	159（15.7）
性别		企业人员/工人	228（22.6）
男性	421（41.6）	公司职员	62（6.1）
女性	590（58.4）	个体户	24（2.4）
受教育程度		自由职业者	43（4.3）
小学及以下	57（5.6）	农民/农民工	63（6.2）
初中	308（30.5）	无业人员	53（5.2）
高中/中专	423（41.8）	退休	367（36.3）
大学及以上	223（22.1）	其他	12（1.2）
家庭年收入		**医疗保障**	
2.0万元以下	67（6.6）	城镇职工基本医疗保险	681（67.4）
2.0万～3.9万元	121（12.0）	城镇居民医疗保险	184（18.2）
4.0万～5.9万元	217（21.5）	新型农村合作医疗	92（9.1）
6.0万～7.9万元	237（23.4）	商业医疗保险	8（0.8）
8.0万～14.9万元	197（19.5）	公费医疗	23（2.3）
15.0万元及以上	74（7.3）	自费	9（0.9）
不清楚或无法提供	98（9.7）	其他	9（0.9）
婚姻状况		不清楚	5（0.5）
已婚/同居	938（92.8）		

（二）居民对癌症筛查服务的需求

1. 总体分析   所有调查对象中，77.2%的居民未做过癌症筛查（或防癌体检、筛检、早诊早治、普查等），仅15.1%的居民做过癌症筛查，还有7.7%的居民不太确定。年龄分析：不同年龄分组中，60岁及以上居民未做过癌症筛查的比例略高（77.2%）；60岁及以上居民做过癌症筛查的比例略高（17.2%）。性别分析：男性未做过癌症筛查的比例较高（89.3%），女性做过的比例较高（23.6%）。受教育程度分析：不同学历未做过癌症筛查的居民中，初中学历比例最高（79.2%），大学及以上学历的比例最低（73.1%）；不同学历做过癌症筛查的居民中，大学及以上学历的比例最高（19.7%），初中学历的比例最低（12.0%）。职业分析：不同职业（除其他外）未做过癌症筛查的居民中，自由职业者的比例最高（86.0%），退休居民的比例最低（71.4%）；不同职业（除其他外）做过癌症筛查的居民中，退休居民的比例最高（23.7%），公司职员的比例最低（6.5%）。

2. 收入水平分析　不同收入水平（除不清楚或无法提供）未做过癌症筛查的居民中，收入在4.0万~5.9万元居民的比例最高（84.3%），收入在15.0万元及以上居民的比例最低（60.8%）；不同收入水平（除不清楚或无法提供）做过癌症筛查的居民中，收入在2.0万~3.9万元居民的比例最高（20.7%），收入在4.0万~5.9万元居民的比例最低（12.9%）。医保状态分析：不同医疗保障状态（除其他、不清楚）未做过癌症筛查的居民中，商业医疗保险和自费居民的比例最高（100.0%），公费医疗的比例最低（65.2%）；做过癌症筛查的居民中，公费医疗的比例最高（21.7%）。具体信息见表5-3。

表5-3　曾否做过癌症筛查的居民分布：总体及常见社会人口学因素亚组分析［n（%）］

分类	未做过	不太确定	做过
合计	780（77.2）	78（7.7）	153（15.1）
年龄			
59岁及以下	546（77.1）	61（8.6）	101（14.3）
60岁及以上	234（77.2）	17（5.6）	52（17.2）
性别			
男	376（89.3）	31（7.4）	14（3.3）
女	404（68.5）	47（8.0）	139（23.6）
受教育程度			
小学及以下	48（84.2）	2（3.5）	7（12.3）
初中	244（79.2）	27（8.8）	37（12.0）
高中/中专	325（76.8）	33（7.8）	65（15.4）
大学及以上	163（73.1）	16（7.2）	44（19.7）
职业			
事业单位人员/公务员	127（79.9）	12（7.5）	20（12.6）
企业人员/工人	189（82.9）	23（10.1）	16（7.0）
公司职员	52（83.9）	6（9.7）	4（6.5）
个体户	19（79.2）	1（4.2）	4（16.7）
自由职业者	37（86.0）	2（4.7）	4（9.3）
农民/农民工	50（79.4）	7（11.1）	6（9.5）
无业人员	39（73.6）	7（13.2）	7（13.2）
退休	262（71.4）	18（4.9）	87（23.7）
其他	5（41.7）	2（16.7）	5（41.7）
收入水平			
2.0万元以下	52（77.6）	3（4.5）	12（17.9）
2.0万~3.9万元	84（69.4）	12（9.9）	25（20.7）
4.0万~5.9万元	183（84.3）	6（2.8）	28（12.9）
6.0万~7.9万元	187（78.9）	18（7.6）	32（13.5）
8.0万~14.9万元	156（79.2）	12（6.1）	29（14.7）
15.0万元及以上	45（60.8）	15（20.3）	14（18.9）

续表

分类	未做过	不太确定	做过
不清楚或无法提供	73（74.5）	12（12.2）	13（13.3）
医疗保障状态			
城镇职工基本医疗保险	523（76.8）	50（7.3）	108（15.9）
城镇居民医疗保险	141（76.6）	14（7.6）	29（15.8）
新型农村合作医疗	70（76.1）	11（12.0）	11（12.0）
商业医疗保险	8（100.0）	0（0.0）	0（0.0）
公费医疗	15（65.2）	3（13.0）	5（21.7）
自费	9（100.0）	0（0.0）	0（0.0）
其他	9（100.0）	0（0.0）	0（0.0）
不清楚	5（100.0）	0（0.0）	0（0.0）

3. 在不考虑费用等因素时居民对癌症筛查服务需求分布情况——总体分析　若不考虑费用等因素，20.4%的居民对癌症筛查服务没有需求，76.2%的居民对癌症筛查服务"有需求，愿意接受"，3.5%的居民"不清楚"是否对癌症筛查服务有需求。对筛查服务没有需求的主要原因是"有单位组织的体检，包含癌症筛查方面的检查（48.1%）""感到身体不适或异常后，自行就诊（47.6%）""可以在自己感觉需要的时候去医院做检查（28.2%）"。在有需求的情况下，54.4%有筛查服务需求的居民希望接受筛查的机构是综合性医院，24.5%的居民希望接受筛查的机构是肿瘤专科医院，20.6%的居民希望接受筛查的机构是专业体检中心；在有需求的情况下，55.6%的居民希望接受筛查的机构级别越高越好，42.7%的居民希望接受筛查的机构达到一定级别即可。

4. 在不考虑费用等因素时居民对癌症筛查服务需求分布情况——分年龄分析　不同年龄组居民在不考虑费用等因素时对癌症筛查服务需求分布略有不同，59岁及以下年龄组居民没有需求的比例较高（20.9%），主要原因有"有单位组织的体检，包含癌症筛查方面的检查（50.7%）""感到身体不适或异常后，自行就诊（45.3%）""可以在自己感觉需要的时候去医院做检查（27.0%）"；59岁及以下年龄组居民有"有需求，愿意接受"的比例较高（76.7%），希望接受筛查的机构类型分布是综合性医院（51.4%）、肿瘤专科医院（24.7%）、专业体检中心（23.8%），选择筛查机构的级别倾向为级别越高越好（55.4%）、达到一定级别即可（43.3%）。具体信息见表5-4。

5. 在不考虑费用等因素时居民对癌症筛查服务需求分布情况——分性别分析　男女居民在不考虑费用等因素时对癌症筛查服务需求分布略有不同，男性没有需求的比例较高（28.0%），主要原因有"感到身体不适或异常后，自行就诊（47.5%）""有单位组织的体检，包含癌症筛查方面的检查（43.2%）""可以在自己感觉需要的时候去医院做检查（31.4%）"；女性"有需求，愿意接受"的比例较高（83.1%），希望接受筛查的机构类型分布是综合性医院（52.7%）、肿瘤专科医院（25.5%）、专业体检中心（21.4%），选择筛查机构的级别倾向为级别越高越好（53.7%）、达到一定级别即可（44.7%）。具体信息见表5-4。

表 5-4　在不考虑费用等因素时居民对癌症筛查服务需求分布情况：分年龄和性别分析 [n（%）]

变量	合计	年龄			性别	
		59 岁及以下	60 岁及以上		男	女
没有需求的比例	206（20.4）	148（20.9）	58（19.1）		118（28.0）	88（14.9）
没有需求的原因						
有单位组织的体检，包含癌症筛查方面的检查	99（48.1）	75（50.7）	24（41.4）		51（43.2）	48（54.5）
感到身体不适或异常后，自行就诊	98（47.6）	67（45.3）	31（53.4）		56（47.5）	42（47.7）
可以在自己感觉需要的时候去医院做检查	58（28.2）	40（27.0）	18（31.0）		37（31.4）	21（23.9）
不会得病，没必要接受筛查	34（16.5）	22（14.9）	12（20.7）		24（20.3）	10（11.4）
担心筛查有危险/风险，不愿参加	13（6.3）	6（4.1）	7（12.1）		8（6.8）	5（5.7）
其他	4（1.9）	3（2.0）	1（1.7）		2（1.7）	2（2.3）
有需求，愿意接受	770（76.2）	543（76.7）	227（74.9）		280（66.5）	490（83.1）
希望接受筛查的机构类型						
综合性医院	419（54.4）	279（51.4）	140（61.7）		161（57.5）	258（52.7）
肿瘤专科医院	189（24.5）	134（24.7）	55（24.2）		64（22.9）	125（25.5）
专业体检中心	159（20.6）	129（23.8）	30（13.2）		54（19.3）	105（21.4）
其他	3（0.4）	1（0.2）	2（0.9）		1（0.4）	2（0.4）
选择筛查机构的级别倾向						
级别越高越好	428（55.6）	301（55.4）	127（55.9）		165（58.9）	263（53.7）
达到一定级别即可	329（42.7）	235（43.3）	94（41.4）		110（39.3）	219（44.7）
没有想法	13（1.7）	7（1.3）	6（2.6）		5（1.8）	8（1.6）
不清楚	35（3.5）	17（2.4）	18（5.9）		23（5.5）	12（2.0）

6. 在不考虑费用等因素时居民对癌症筛查服务需求分布情况——分学历分析　大学及以上学历居民没有需求的比例最高（26.9%），主要原因有"有单位组织的体检，包含癌症筛查方面的检查（86.7%）""感到身体不适或异常后，自行就诊（31.7%）""可以在自己感觉需要的时候去医院做检查（28.3%）"；高中/中专学历居民"有需求，愿意接受"的比例最高（77.8%），希望接受筛查的机构类型分布是综合性医院（54.1%）、肿瘤专科医院（24.0%）、专业体检中心（21.9%），选择筛查机构的级别倾向为级别越高越好（52.3%）、达到一定级别即可（45.9%）。详见表5-5。

7. 在不考虑费用等因素时居民对癌症筛查服务需求分布情况——分职业分析　自由职业者没有需求的比例最高（34.9%），主要原因有"感到身体不适或异常后，自行就诊（46.7%）""可以在自己感觉需要的时候去医院做检查（46.7%）""不会得病，没必要接受筛查（20.0%）"；无业人员"有需求，愿意接受"比例最高（84.9%），希望接受筛查机构类型分布是专业体检中心（46.7%）、综合性医院（44.4%）、肿瘤专科医院（8.9%），选择筛查机构的级别倾向为级别越高越好（55.6%）、达到一定级别即可（44.4%）。详见表5-6。

8. 在不考虑费用等因素时居民对癌症筛查服务需求分布情况——分收入水平分析　收入在15.0万元及以上居民没有需求的比例最高（29.7%），主要原因有"有单位组织的体检，包含癌症筛查方面的检查（63.6%）""可以在自己感觉需要的时候去医院做检查（36.4%）""感到身体不适或异常后，自行就诊（22.7%）""不会得病，没有必要接受筛查（18.2%）"；收入在4.0万～5.9万元居民"有需求，愿意接受"的比例最高（83.4%），希望接受筛查的机构类型分布是综合性医院（50.8%）、肿瘤专科医院和专业体检中心（均为24.3%），选择筛查机构的级别倾向为级别越高越好（55.8%）、达到一定级别即可（44.2%）。具体信息见表5-7。

9. 在不考虑费用等因素时居民对癌症筛查服务需求分布情况——分医保状态分析　购买商业医疗保险的居民没有筛查需求的比例最高（50.0%），主要原因有"有单位组织的体检，包含癌症筛查方面的检查（75.0%）""感到身体不适或异常后，自行就诊（25.0%）"；参加城镇居民医疗保险居民"有需求，愿意接受"的比例最高（77.2%），希望接受筛查的机构类型分布是综合性医院（66.2%）、专业体检中心（19.0%）、肿瘤专科医院（14.8%），选择筛查机构的级别倾向为级别越高越好（71.1%）、达到一定级别即可（26.8%）。具体信息见表5-8。

10. 对于"问卷初筛-发现问题后再行临床筛查"方式的看法——总体分析　对于"问卷初筛-发现问题后再行临床筛查"的方式，67.2%的居民认为"很好，因为不是每个人都需要检查，这个评估可以避免不必要的麻烦"；20.2%的居民认为"不好，因为即便风险评估结果阴性，但担心被漏检，仍希望做进一步临床检查"；9.9%的居民"没有想法"。

表5-5 在不考虑费用等因素时居民对癌症筛查服务需求分布情况：分学历分析 [n（%）]

变量	合计	小学及以下	初中	高中/中专	大学及以上
没有需求的比例	206（20.4）	11（19.3）	56（18.2）	79（18.7）	60（26.9）
没有需求的原因					
有单位组织的体检，包含癌症筛查方面的检查	99（48.1）	3（27.3）	14（25.0）	30（38.0）	52（86.7）
感到身体不适或异常后，自行就诊	98（47.6）	6（54.5）	29（51.8）	44（55.7）	19（31.7）
可以在自己觉需要的时候去医院做检查	58（28.2）	0（0.0）	20（35.7）	21（26.6）	17（28.3）
不会得病，没必要接受筛查	34（16.5）	5（45.5）	14（25.0）	15（19.0）	0（0.0）
担心筛查有危险/风险，不愿意参加	13（6.3）	0（0.0）	7（12.5）	5（6.3）	1（1.7）
其他	4（1.9）	0（0.0）	1（1.8）	2（2.5）	1（1.7）
有需求，愿意接受	770（76.2）	44（77.2）	237（76.9）	329（77.8）	160（71.7）
希望接受筛查的机构类型					
综合性医院	419（54.4）	28（63.6）	130（54.9）	178（54.1）	83（51.9）
肿瘤专科医院	189（24.5）	9（20.5）	58（24.5）	79（24.0）	43（26.9）
专业体检中心	159（20.6）	7（15.9）	47（19.8）	72（21.9）	33（20.6）
其他	3（0.4）	0（0.0）	2（0.8）	0（0.0）	1（0.6）
选择筛查机构的级别倾向					
级别越高越好	428（55.6）	26（59.1）	142（59.9）	172（52.3）	88（55.0）
达到一定级别即可	329（42.7）	16（36.4）	91（38.4）	151（45.9）	71（44.4）
没有想法	13（1.7）	2（4.5）	4（1.7）	6（1.8）	1（0.6）
不清楚	35（3.5）	2（3.5）	15（4.9）	15（3.5）	3（1.3）

表5-6　在不考虑费用等因素时居民对癌症筛查服务需求分布情况：分职业分析 [n（%）]

变量	合计	事业单位人员/公务员	企业人员/工人	公司职员	个体户	自由职业者	农民/农民工	无业人员	退休	其他
没有需求的比例	206（20.4）	35（22）	45（19.7）	15（24.2）	7（29.2）	15（34.9）	14（22.2）	8（15.1）	65（17.7）	2（16.7）
没有需求的原因										
有单位组织的体检，包含癌症筛查方面的检查	99（48.1）	32（91.4）	21（46.7）	11（73.3）	1（14.3）	1（6.7）	1（7.1）	1（12.5）	30（46.2）	1（50.0）
感到身体不适或异常后，自行就诊	98（47.6）	11（31.4）	24（53.3）	4（26.7）	5（71.4）	7（46.7）	6（42.9）	8（100.0）	32（49.2）	1（50.0）
可以在自己感觉需要的时候去医院做检查	58（28.2）	5（14.3）	16（35.6）	3（20.0）	2（28.6）	7（46.7）	8（57.1）	2（25.0）	14（21.5）	1（50.0）
不会得病，没必要接受筛查	34（16.5）	1（2.9）	9（20.0）	0（0.0）	2（28.6）	3（20.0）	0（0.0）	2（25.0）	17（26.2）	0（0.0）
担心筛查有危险/风险，不愿意参加	13（6.3）	0（0.0）	4（8.9）	0（0.0）	1（14.3）	1（6.7）	0（0.0）	1（12.5）	6（9.2）	0（0.0）
其他	4（1.9）	1（2.9）	1（2.2）	0（0.0）	0（0.0）	1（6.7）	0（0.0）	0（0.0）	1（1.5）	0（0.0）
有需求，愿意接受	770（76.2）	122（76.7）	174（76.3）	44（71.0）	14（58.3）	25（58.1）	46（73）	45（84.9）	290（79）	10（83.3）
希望接受筛查的机构类型										
综合性医院	419（54.4）	51（41.8）	112（64.4）	24（54.5）	12（85.7）	12（48.0）	15（32.6）	20（44.4）	171（59.0）	2（20.0）
肿瘤专科医院	189（24.5）	47（38.5）	37（21.3）	10（22.7）	0（0.0）	5（20.0）	17（37.0）	4（8.9）	66（22.8）	3（30.0）
专业体检中心	159（20.6）	24（19.7）	25（14.4）	10（22.7）	2（14.3）	8（32.0）	14（30.4）	21（46.7）	50（17.2）	5（50.0）
其他	3（0.4）	0（0.0）	0（0.0）	0（0.0）	0（0.0）	0（0.0）	0（0.0）	0（0.0）	3（1.0）	0（0.0）
选择筛查机构的级别倾向										
级别越高越好	428（55.6）	65（53.3）	117（67.2）	26（59.1）	9（64.3）	15（60.0）	29（63.0）	25（55.6）	135（46.6）	7（70.0）
达到一定级别即可	329（42.7）	55（45.1）	56（32.2）	18（40.9）	5（35.7）	10（40.0）	16（34.8）	20（44.4）	146（50.3）	3（30.0）
没有想法	13（1.7）	2（1.6）	1（0.6）	0（0.0）	0（0.0）	0（0.0）	1（2.2）	0（0.0）	9（3.1）	0（0.0）
不清楚	35（3.5）	2（1.3）	9（3.9）	3（4.8）	3（12.5）	3（7.0）	3（4.8）	0（0.0）	12（3.3）	0（0.0）

表5-7 在不考虑费用等因素时居民对癌症筛查服务需求分布情况：分收入水平分析 [n（%）]

变量	合计	<2.0万元	(2.0~3.9)万元	(4.0~5.9)万元	(6.0~7.9)万元	(8.0~14.9)万元	15.0万元及以上	不清楚或无法提供
没有需求的比例	206 (20.4)	11 (16.4)	25 (20.7)	29 (13.4)	35 (14.8)	39 (19.8)	22 (29.7)	45 (45.9)
没有需求的原因								
有单位组织的体检，包含癌症筛查方面的检查	99 (48.1)	5 (45.5)	8 (32.0)	9 (31.0)	12 (34.3)	24 (61.5)	14 (63.6)	27 (60.0)
感到身体不适或异常后，自行就诊	98 (47.6)	4 (36.4)	16 (64.0)	13 (44.8)	21 (60.0)	26 (66.7)	5 (22.7)	13 (28.9)
可以在自己感觉需要的时候去医院做检查	58 (28.2)	2 (18.2)	9 (36.0)	8 (27.6)	10 (28.6)	17 (43.6)	8 (36.4)	4 (8.9)
不会得病，没必要接受筛查	34 (16.5)	4 (36.4)	4 (16.0)	7 (24.1)	3 (8.6)	4 (10.3)	4 (18.2)	8 (17.8)
担心筛查有危险/风险，不愿意参加	13 (6.3)	1 (9.1)	2 (8.0)	4 (13.8)	3 (8.6)	0 (0.0)	0 (0.0)	3 (6.7)
其他	4 (1.9)	0 (0.0)	0 (0.0)	1 (3.4)	2 (5.7)	0 (0.0)	0 (0.0)	1 (2.2)
有需求，愿意接受	770 (76.2)	52 (77.6)	94 (77.7)	181 (83.4)	196 (82.7)	147 (74.6)	51 (68.9)	49 (50.0)
希望接受筛查的机构类型								
综合性医院	419 (54.4)	23 (44.2)	49 (52.1)	92 (50.8)	121 (61.7)	78 (53.1)	35 (68.6)	21 (42.9)
肿瘤专科医院	189 (24.5)	17 (32.7)	26 (27.7)	44 (24.3)	39 (19.9)	45 (30.6)	5 (9.8)	13 (26.5)
专业体检中心	159 (20.6)	11 (21.2)	19 (20.2)	44 (24.3)	35 (17.9)	24 (16.3)	11 (21.6)	15 (30.6)
其他	3 (0.4)	1 (1.9)	0 (0.0)	1 (0.6)	1 (0.5)	0 (0.0)	0 (0.0)	0 (0.0)
选择筛查机构的级别倾向								
级别越高越好	428 (55.6)	27 (51.9)	53 (56.4)	101 (55.8)	106 (54.1)	89 (60.5)	24 (47.1)	28 (57.1)
达到一定级别即可	329 (42.7)	24 (46.2)	37 (39.4)	80 (44.2)	90 (45.9)	55 (37.4)	25 (49.0)	18 (36.7)
没有想法	13 (1.7)	1 (1.9)	4 (4.3)	0 (0.0)	0 (0.0)	3 (2.0)	2 (3.9)	3 (6.1)
不清楚	35 (3.5)	4 (6.0)	2 (1.7)	7 (3.2)	6 (2.5)	11 (5.6)	1 (1.4)	4 (4.1)

表5-8　在不考虑费用等因素时居民对癌症筛查服务需求分布情况：分医保状态分析 [n（%）]

变量	合计	城镇职工基本医疗保险	城镇居民医疗保险	新型农村合作医疗	商业医疗保险	公费医疗	自费	其他	不清楚
没有需求的比例	206（20.4）	136（20.0）	35（19.0）	17（18.5）	4（50.0）	8（34.8）	3（33.3）	1（11.1）	2（40.0）
没有需求的原因									
有单位组织的体检，包含癌症筛查检查	99（48.1）	72（52.9）	13（37.1）	2（11.8）	3（75.0）	8（100.0）	0（0.0）	1（100.0）	0（0.0）
感到身体不适或异常后，自行就诊	98（47.6）	67（49.3）	17（48.6）	9（52.9）	1（25.0）	0（0.0）	1（33.3）	1（100.0）	2（100.0）
可以在自己感觉需要的时候去医院做检查	58（28.2）	43（31.6）	10（28.6）	4（23.5）	0（0.0）	0（0.0）	0（0.0）	0（0.0）	1（50.0）
不会得病，没必要接受筛查	34（16.5）	18（13.2）	9（25.7）	4（23.5）	0（0.0）	0（0.0）	3（100.0）	0（0.0）	0（0.0）
担心筛查有危险/风险，不愿意参加	13（6.3）	8（5.9）	2（5.7）	2（11.8）	0（0.0）	0（0.0）	1（33.3）	0（0.0）	0（0.0）
其他	4（1.9）	3（2.2）	1（2.9）	0（0.0）	0（0.0）	0（0.0）	0（0.0）	0（0.0）	0（0.0）
有需求，愿意接受	770（76.2）	523（76.8）	142（77.2）	69（75.0）	4（50.0）	15（65.2）	6（66.7）	8（88.9）	3（60.0）
希望接受筛查的机构类型									
综合性医院	419（54.4）	275（52.6）	94（66.2）	27（39.1）	3（75.0）	9（60.0）	5（83.3）	6（75.0）	0（0.0）
肿瘤专科医院	189（24.5）	142（27.2）	21（14.8）	19（27.5）	0（0.0）	4（26.7）	1（16.7）	1（12.5）	1（33.3）
专业体检中心	159（20.6）	103（19.7）	27（19.0）	23（33.3）	1（25.0）	2（13.3）	0（0.0）	1（12.5）	2（66.7）
其他	3（0.4）	3（0.6）	0（0.0）	0（0.0）	0（0.0）	0（0.0）	0（0.0）	0（0.0）	0（0.0）
选择筛查机构的级别倾向									
级别越高越好	428（55.6）	269（51.4）	101（71.1）	38（55.1）	3（75.0）	9（60.0）	3（50.0）	3（37.5）	2（66.7）
达到一定级别即可	329（42.7）	246（47.0）	38（26.8）	30（43.5）	1（25.0）	6（40.0）	3（50.0）	5（62.5）	0（0.0）
没有想法	13（1.7）	8（1.5）	3（2.1）	1（1.4）	0（0.0）	0（0.0）	0（0.0）	0（0.0）	1（33.3）
不清楚	35（3.5）	22（3.2）	7（3.8）	6（6.5）	0（0.0）	0（0.0）	0（0.0）	0（0.0）	0（0.0）

11. 对于"问卷初筛-发现问题后再行临床筛查"方式的看法——分年龄分析 60～69岁的居民认为"很好,因为不是每个人都需要检查,这个评估可以避免不必要的麻烦"和"没有想法"的比例均较高,分别为68.6%和10.2%;40～59岁的居民认为"不好,因为即便风险评估结果阴性,但担心被漏检,仍希望做进一步临床检查"的比例较高(21.3%)。

12. 对于"问卷初筛-发现问题后再行临床筛查"方式的看法——分性别分析 女性认为"很好,因为不是每个人都需要检查,这个评估可以避免不必要的麻烦"的比例较高(71.2%);男性"没有想法"和认为"不好,因为即便风险评估结果阴性,但担心被漏检,仍希望做进一步临床检查"的比例较高(分别为14.7%和20.2%)。

13. 对于"问卷初筛-发现问题后再行临床筛查"方式的看法——分受教育程度分析 高中/中专学历居民认为"很好,因为不是每个人都需要检查,这个评估可以避免不必要的麻烦"的比例最高(69.0%);大学及以上学历的居民认为"不好,因为即便风险评估结果阴性,但担心被漏检,仍希望做进一步临床检查"的比例最高(27.8%);初中学历的居民"没有想法"的比例最高(13.6%)。

14. 对于"问卷初筛-发现问题后再行临床筛查"方式的看法——分职业分析 除"其他"职业以外,事业单位人员/公务员认为"很好,因为不是每个人都需要检查,这个评估可以避免不必要的麻烦"的比例最高(75.5%);企业人员/工人认为"不好,因为即便风险评估结果阴性,但担心被漏检,仍希望做进一步临床检查"的比例最高(27.2%)。

15. 对于"问卷初筛-发现问题后再行临床筛查"方式的看法——分收入水平分析 收入在2.0万～3.9万元的居民认为"很好,因为不是每个人都需要检查,这个评估可以避免不必要的麻烦"的比例最高(75.2%);收入在2.0万元以下的居民认为"不好,因为即便风险评估结果阴性,但担心被漏检,仍希望做进一步临床检查"的比例最高(28.4%);收入在15.0万元及以上的居民"没有想法"的比例最高(13.5%)。

16. 对于"问卷初筛-发现问题后再行临床筛查"方式的看法——分医保状态分析 除医疗保障为"其他"和"不清楚"以外,参加商业医疗保险的居民认为"很好,因为不是每个人都需要检查,这个评估可以避免不必要的麻烦"的比例最高(75.0%);参加公费医疗和新型农村合作医疗的居民认为"不好,因为即便风险评估结果阴性,但担心被漏检,仍希望做进一步临床检查"的比例最高(均为26.1%)。

详见表5-9。

表5-9 对于"问卷初筛-发现问题再行临床筛查"方式的看法分布:分亚组分析 [n(%)]

分类	很好,因为不是每个人都需要检查,这个评估可以避免不必要的麻烦	不好,因为即便风险评估结果阴性,但担心被漏检,仍希望做进一步临床检查	不好,即便风险评估结果为阳性,也不想去做下一步临床检查	没有想法	其他
合计	679(67.2)	204(20.2)	24(2.4)	100(9.9)	4(0.4)
年龄					
40～59岁	471(66.5)	151(21.3)	15(2.1)	69(9.7)	2(0.3)

续表

分类	很好，因为不是每个人都需要检查，这个评估可以避免不必要的麻烦	不好，因为即便风险评估结果阴性，但担心被漏检，仍希望做进一步临床检查	不好，即便风险评估结果为阳性，也不想去做下一步临床检查	没有想法	其他
60~69岁	208（68.6）	53（17.5）	9（3.0）	31（10.2）	2（0.7）
性别					
男	259（61.5）	85（20.2）	13（3.1）	62（14.7）	2（0.5）
女	420（71.2）	119（20.2）	11（1.9）	38（6.4）	2（0.3）
受教育程度					
小学及以下	36（63.2）	14（24.6）	1（1.8）	6（10.5）	0（0.0）
初中	210（68.2）	46（14.9）	10（3.2）	42（13.6）	0（0.0）
高中/中专	292（69.0）	82（19.4）	12（2.8）	36（8.5）	1（0.2）
大学及以上	141（63.2）	62（27.8）	1（0.4）	16（7.2）	3（1.3）
职业					
事业单位人员/公务员	120（75.5）	31（19.5）	0（0.0）	7（4.4）	1（0.6）
企业人员/工人	135（59.2）	62（27.2）	8（3.5）	23（10.1）	0（0.0）
公司职员	45（72.6）	12（19.4）	0（0.0）	5（8.1）	0（0.0）
个体户	13（54.2）	3（12.5）	0（0.0）	8（33.3）	0（0.0）
自由职业者	19（44.2）	11（25.6）	2（4.7）	11（25.6）	0（0.0）
农民/农民工	39（61.9）	13（20.6）	0（0.0）	11（17.5）	0（0.0）
无业人员	36（67.9）	8（15.1）	2（3.8）	7（13.2）	0（0.0）
退休	268（73.0）	57（15.5）	12（3.3）	27（7.4）	3（0.8）
其他	4（33.3）	7（58.3）	0（0.0）	1（8.3）	0（0.0）
收入水平					
2.0万元以下	39（58.2）	19（28.4）	2（3.0）	7（10.4）	0（0.0）
2.0万~3.9万元	91（75.2）	15（12.4）	3（2.5）	10（8.3）	2（1.7）
4.0万~5.9万元	158（72.8）	34（15.7）	3（1.4）	21（9.7）	1（0.5）
6.0万~7.9万元	168（70.9）	42（17.7）	5（2.1）	22（9.3）	0（0.0）
8.0万~14.9万元	120（60.9）	51（25.9）	3（1.5）	22（11.2）	1（0.5）
15万元及以上	47（63.5）	16（21.6）	1（1.4）	10（13.5）	0（0.0）
不清楚或无法提供	56（57.1）	27（27.6）	7（7.1）	8（8.2）	0（0.0）
医疗保障状态					
城镇职工基本医疗保险	459（67.4）	141（20.7）	18（2.6）	59（8.7）	4（0.6）
城镇居民医疗保险	134（72.8）	28（15.2）	4（2.2）	18（9.8）	0（0.0）
新型农村合作医疗	50（54.3）	24（26.1）	1（1.1）	17（18.5）	0（0.0）
商业医疗保险	6（75.0）	1（12.5）	0（0.0）	1（12.5）	0（0.0）
公费医疗	17（73.9）	6（26.1）	0（0.0）	0（0.0）	0（0.0）
自费	4（44.4）	1（11.1）	1（11.1）	3（33.3）	0（0.0）
其他	7（77.8）	0（0.0）	0（0.0）	2（22.2）	0（0.0）
不清楚	2（40.0）	3（60.0）	0（0.0）	0（0.0）	0（0.0）

17. 给予家中或身边50岁以上的父母、亲属或朋友的建议情况：分年龄、性别、受教育程度、职业、收入水平、医保分析　如果家中或身边有50岁以上的父母、亲属或朋友，44.6%的居民"建议其参加癌症筛查，先做问卷风险评估，有问题再做临床筛查"，43.2%的居民"建议其直接去做临床检查"。

60～69岁年龄组居民"建议其参加癌症筛查，先做问卷风险评估，有问题再做临床筛查"的比例较高（48.5%），40～59岁的居民"建议其直接去做临床检查"的比例较高（45.8%）。

女性居民"建议其参加癌症筛查，先做问卷风险评估，有问题再做临床筛查"的比例较高（49.5%），男性居民"建议其直接去做临床检查"的比例较高（45.1%）。

小学及以下学历居民"建议其参加癌症筛查，先做问卷风险评估，有问题再做临床筛查"的比例最高（57.9%），大学及以上学历居民"建议其直接去做临床检查"的比例最高（56.5%）。

除"其他"外，事业单位人员/公务员"建议其直接去做临床检查"的比例最高（54.1%），农民/农民工"建议其参加癌症筛查，先做问卷风险评估，有问题再做临床筛查"的比例最高（55.6%）。

收入在15万元及以上的居民"建议其直接去做临床检查"的比例最高（59.5%），收入在4.0万～5.9万元的居民"建议其参加癌症筛查，先做问卷风险评估，有问题再做临床筛查"的比例最高（50.7%）。

除"其他"和"不清楚"外，参加商业医疗保险的居民"建议其直接去做临床检查"的比例最高（62.5%），参加公费医疗的居民"建议其参加癌症筛查，先做问卷风险评估，有问题再做临床筛查"的比例最高（52.2%）。详见表5-10。

表5-10　将会给予家中或身边50岁以上亲友的建议：总体及常见社会人口学因素亚组分析 [n（%）]

分类	建议其直接去做临床检查	建议其参加癌症筛查，先做问卷风险评估，有问题再做临床筛查	不建议其参加癌症筛查	没有想法
合计	437（43.2）	451（44.6）	21（2.1）	102（10.1）
年龄（岁）				
40～59	324（45.8）	304（42.9）	12（1.7）	68（9.6）
60～69	113（37.3）	147（48.5）	9（3.0）	34（11.2）
性别				
男	190（45.1）	159（37.8）	10（2.4）	62（14.7）
女	247（41.9）	292（49.5）	11（1.9）	40（6.8）
受教育程度				
小学及以下	13（22.8）	33（57.9）	2（3.5）	9（15.8）
初中	109（35.4）	149（48.4）	8（2.6）	42（13.6）
高中/中专	189（44.7）	181（42.8）	8（1.9）	45（10.6）
大学及以上	126（56.5）	88（39.5）	3（1.3）	6（2.7）

续表

分类	建议其直接去做临床检查	建议其参加癌症筛查，先做问卷风险评估，有问题再做临床筛查	不建议其参加癌症筛查	没有想法
职业				
事业单位人员/公务员	86（54.1）	62（39.0）	3（1.9）	8（5.0）
企业人员/工人	117（51.3）	79（34.6）	8（3.5）	24（10.5）
公司职员	33（53.2）	25（40.3）	0（0.0）	4（6.5）
个体户	9（37.5）	9（37.5）	0（0.0）	6（25.0）
自由职业者	19（44.2）	15（34.9）	0（0.0）	9（20.9）
农民/农民工	20（31.7）	35（55.6）	0（0.0）	8（12.7）
无业人员	20（37.7）	26（49.1）	0（0.0）	7（13.2）
退休	126（34.3）	196（53.4）	9（2.5）	36（9.8）
其他	7（58.3）	4（33.3）	1（8.3）	0（0.0）
收入水平				
2.0万元以下	32（47.8）	26（38.8）	2（3.0）	7（10.4）
2.0万～3.9万元	46（38.0）	60（49.6）	4（3.3）	11（9.1）
4.0万～5.9万元	79（36.4）	110（50.7）	8（3.7）	20（9.2）
6.0万～7.9万元	91（38.4）	118（49.8）	5（2.1）	23（9.7）
8.0万～14.9万元	91（46.2）	85（43.1）	1（0.5）	20（10.2）
15.0万元及以上	44（59.5）	24（32.4）	0（0.0）	6（8.1）
不清楚或无法提供	54（55.1）	28（28.6）	1（1.0）	15（15.3）
医疗保障状态				
城镇职工基本医疗保险	310（45.5）	295（43.3）	15（2.2）	61（9.0）
城镇居民医疗保险	70（38.0）	88（47.8）	6（3.3）	20（10.9）
新型农村合作医疗	35（38.0）	43（46.7）	0（0.0）	14（15.2）
商业医疗保险	5（62.5）	2（25.0）	0（0.0）	1（12.5）
公费医疗	11（47.8）	12（52.2）	0（0.0）	0（0.0）
自费	4（44.4）	2（22.2）	0（0.0）	3（33.3）
其他	2（22.2）	6（66.7）	0（0.0）	1（11.1）
不清楚	0（0.0）	3（60.0）	0（0.0）	2（40.0）

（三）居民对癌症筛查服务的支付意愿

对于癌症筛查服务的费用，54.6%的居民认为"全部由政府负担，个人不需付费"，2.9%的居民认为"个人可以承担部分费用"，10.9%的居民"没有想法"，31.7%的居民认为"个人可以承担部分费用"。

不同年龄组居民对癌症筛查服务的支付意愿略有不同，40～59岁、60～69岁年龄组居民认为"全部由政府负担，个人不需付费"的比例分别为54.5%和54.8%，认为

"个人可以承担部分费用"的比例分别为31.9%和31.0%。

男性认为"全部由政府负担，个人不需付费"的比例较高（56.8%），女性认为"个人可以承担部分费用"的比例较高（34.9%）。

大学及以上学历居民认为"全部由政府负担，个人不需付费"的比例最高（61.4%），高中/中专学历居民认为"个人可以承担部分费用"的比例最高（34.3%）。

除其他职业外，农民/农民工认为"全部由政府负担，个人不需付费"的比例最高（82.5%），公司职员认为"个人可以承担部分费用"的比例最高（45.2%）。

收入在2.0万元以下的居民认为"全部由政府负担，个人不需付费"的比例最高（80.6%），除不清楚或无法提供的居民以外，收入在15.0万元及以上的居民认为"个人可以承担部分费用"的比例最高（35.1%）。

不同医疗保障状态（除其他、不清楚外）居民对癌症筛查服务的支付意愿不同，自费居民认为"全部由政府负担，个人不需付费"的比例最高（100.0%），其次是新型农村合作医疗的居民（71.7%）；商业医疗保险的居民认为"个人可以承担部分费用"的比例最高（50.0%），其次是享有公费医疗的居民（43.5%）；参加商业医疗保险的居民认为"个人可以承担全部费用"的比例最高（12.5%）。具体信息见表5-11。

表5-11　居民对筛查服务的支付意愿：总体及常见社会人口学因素亚组分析 [n（%）]

分类	全部由政府承担，个人不需付费	个人可以承担全部费用	没有想法	个人可以承担部分费用
合计	552（54.6）	29（2.9）	110（10.9）	320（31.7）
年龄（岁）				
40～59	386（54.5）	21（3.0）	75（10.6）	226（31.9）
60～69	166（54.8）	8（2.6）	35（11.6）	94（31.0）
性别				
男	239（56.8）	12（2.9）	56（13.3）	114（27.1）
女	313（53.1）	17（2.9）	54（9.2）	206（34.9）
受教育程度				
小学及以下	32（56.1）	2（3.5）	8（14.0）	15（26.3）
初中	172（55.8）	9（2.9）	39（12.7）	88（28.6）
高中/中专	211（49.9）	13（3.1）	54（12.8）	145（34.3）
大学及以上	137（61.4）	5（2.2）	9（4.0）	72（32.3）
职业				
事业单位人员/公务员	76（47.8）	5（3.1）	27（17.0）	51（32.1）
企业人员/工人	106（46.5）	4（1.8）	31（13.6）	87（38.2）
公司职员	29（46.8）	0（0.0）	5（8.1）	28（45.2）
个体户	14（58.3）	2（8.3）	1（4.2）	7（29.2）
自由职业者	31（72.1）	0（0.0）	4（9.3）	8（18.6）

续表

分类	全部由政府承担，个人不需付费	个人可以承担全部费用	没有想法	个人可以承担部分费用
农民/农民工	52（82.5）	1（1.6）	6（9.5）	4（6.3）
无业人员	41（77.4）	0（0.0）	2（3.8）	10（18.9）
退休	193（52.6）	17（4.6）	34（9.3）	123（33.5）
其他	10（83.3）	0（0.0）	0（0.0）	2（16.7）
收入水平				
2.0万元以下	54（80.6）	0（0.0）	1（1.5）	12（17.9）
2.0万~3.9万元	72（59.5）	2（1.7）	14（11.6）	33（27.3）
4.0万~5.9万元	106（48.8）	7（3.2）	29（13.4）	75（34.6）
6.0万~7.9万元	122（51.5）	5（2.1）	38（16.0）	72（30.4）
8.0万~14.9万元	102（51.8）	9（4.6）	22（11.2）	64（32.5）
15.0万元及以上	42（56.8）	3（4.1）	3（4.1）	26（35.1）
不清楚或无法提供	54（55.1）	3（3.1）	3（3.1）	38（38.8）
医疗保障状态				
城镇职工基本医疗保险	353（51.8）	21（3.1）	79（11.6）	228（33.5）
城镇居民医疗保险	102（55.4）	3（1.6）	15（8.2）	64（34.8）
新型农村合作医疗	66（71.7）	1（1.1）	14（15.2）	11（12.0）
商业医疗保险	3（37.5）	1（12.5）	0（0.0）	4（50.0）
公费医疗	11（47.8）	1（4.3）	1（4.3）	10（43.5）
自费	9（100.0）	0（0.0）	0（0.0）	0（0.0）
其他	7（77.8）	0（0.0）	1（11.1）	1（11.1）
不清楚	1（20.0）	2（40.0）	0（0.0）	2（40.0）

（四）居民对不同筛查内容及方法愿意承担的费用比例

45.8%的居民对于各类筛查内容及方法最多愿意承担小于5%的筛查费用，26.3%的居民最多愿意承担5%~9%的筛查费用，12.6%的居民最多愿意承担10%~19%的筛查费用，即居民对于各类筛查愿意承担20%以内费用的占比为84.7%。

对于问卷调查和模型风险评估初筛，58.1%的居民最多愿意承担小于5%的筛查费用，26.3%的居民最多愿意承担5%~9%的筛查费用，8.4%的居民最多愿意承担10%~19%的筛查费用，即居民对于各类筛查愿意承担20%以内费用的占比为92.8%。

对于上消化道（包括胃和食管）镜检查，43.8%的居民最多愿意承担小于5%的筛查费用，27.5%的居民最多愿意承担5%~9%的筛查费用，15.6%的居民最多愿意承担10%~19%的筛查费用，即居民对于各类筛查愿意承担20%以内费用的占比为86.9%。

对于大肠镜检查，43.4%的居民最多愿意承担小于5%的筛查费用，27.8%的居民最多愿意承担5%~9%的筛查费用，10.9%的居民最多愿意承担10%~19%的筛查费用，即居民对于各类筛查愿意承担20%以内费用的占比为82.1%。

对于肝脏B超＋血液甲胎蛋白（AFP）检测，42.5%的居民最多愿意承担小于5%的筛查费用，25.0%的居民最多愿意承担5%～9%的筛查费用，15.9%的居民最多愿意承担10%～19%的筛查费用，即居民对于各类筛查愿意承担20%以内费用的占比为83.4%。

对于肺部低剂量螺旋CT，45.0%的居民最多愿意承担小于5%的筛查费用，26.3%的居民最多愿意承担5%～9%的筛查费用，11.3%的居民最多愿意承担10%～19%的筛查费用，即居民对于各类筛查愿意承担20%以内费用的占比为82.6%。

对于女性乳腺超声＋钼靶，41.9%的居民最多愿意承担小于5%的筛查费用，24.7%的居民最多愿意承担5%～9%的筛查费用，13.4%的居民最多愿意承担10%～19%的筛查费用，即居民对于各类筛查愿意承担20%以内费用的占比为80.0%。

对于每3年一次的单癌种筛查，总体上有支付意愿的比例约为53.2%，单癌种筛查愿意支付100元以上筛查费用的比例约为8.0%（不同技术：3.4%～10.9%）［注：将单癌种费用承担比例"＜5%"看作是无支付意愿的居民，将以上6种技术的筛查费用加和（1978元）并求均数（330元），估算出100元约占330元的30%，因此单癌种愿意支付100元以上的比例可看做是愿意支付费用在30%以上的比例］。具体信息见表5-12。

表5-12　居民对不同筛查内容及方法愿意承担的费用比例分布情况［n（%）］

比例	问卷调查和模型风险评估初筛	上消化道（包括胃和食管）镜检查	大肠镜检查	肝脏B超＋血液甲胎蛋白（AFP）检测	肺部低剂量螺旋CT	女性乳腺超声＋钼靶	合计
＜5%	186（58.1）	140（43.8）	139（43.4）	136（42.5）	144（45.0）	134（41.9）	879（45.8）
5%～9%	84（26.3）	88（27.5）	89（27.8）	80（25.0）	84（26.3）	79（24.7）	504（26.3）
10%～19%	27（8.4）	50（15.6）	35（10.9）	51（15.9）	36（11.3）	43（13.4）	242（12.6）
20%～29%	6（1.9）	19（5.9）	22（6.9）	16（5.0）	17（5.3）	20（6.3）	100（5.2）
30%～39%	2（0.6）	11（3.4）	21（6.6）	12（3.8）	16（5.0）	9（2.8）	71（3.7）
40%～49%	6（1.9）	6（1.9）	8（2.5）	10（3.1）	12（3.8）	11（3.4）	53（2.8）
50%～59%	0（0.0）	1（0.3）	1（0.3）	10（3.1）	2（0.6）	2（0.6）	16（0.8）
60%～69%	1（0.3）	1（0.3）	1（0.3）	1（0.3）	2（0.6）	0（0.0）	6（0.3）
≥70%	0（0.0）	0（0.0）	0（0.0）	0（0.0）	3（0.9）	2（0.6）	7（0.4）
对筛查内容及方法没有概念	6（1.9）	4（1.3）	4（1.3）	4（1.3）	4（1.3）	20（6.3）	42（2.2）

注：总样本量1011名，表中所列问卷评估和各种临床筛查均缺失691名。

假定这种将5～6种癌症"打包"筛查的方案会长期推行（全部检查的总费用约2000元），且采取每3年一次筛查，需个人支付一定费用（如统一支付一定费用，依据问卷评估结果仅安排高危个体接受免费临床检查），则70.9%的居民愿意支付费用，愿意支付500元以上的居民占5.4%。40～59岁和60～69岁两个年龄组居民的支付意愿差别较小，愿意支付的比例分别为70.9%和71.0%，40～59岁年龄组居民愿意支付最高额度范围小于99元的比例较高（45.8%），60～69岁年龄组居民愿意支付最高额度范围为100～199元的比例较高（32.1%）。女性愿意支付的比例较高（73.9%），女性愿意支付的最高额度范围小于50元的比例较高（19.3%），男性愿意支付的最高额度范围为50～99元的比例较高（30.2%）。大学及以上学历居民不愿意支付的比例最高（34.1%），高中/中专学历居民愿意支付的比例最高（75.2%），小学及以下学历居民愿意支付的最高额度范围小于50元和100～199元的比例最高（分别是22.0%和34.1%）。农民/农民工不愿意支付的比例最高（46.0%），退休居民愿意支付的比例最高（74.9%），农民/农民工/无业人员愿意支付的最高额度范围小于50元的比例最高（均为32.4%），事业单位人员/公务员愿意支付的最高额度范围为100～199元的比例最高（28.2%）。收入水平在2.0万元以下的居民不愿意支付的比例最高（44.8%），收入水平在4.0万～5.9万元的居民愿意支付的比例最高（76.5%），收入水平在2.0万元以下的居民愿意支付的最高额度范围小于50元的比例最高（32.4%），收入水平在15.0万及以上的居民愿意支付的最高额度范围为50～99元的比例最高（35.7%）。医疗保障状态为公费医疗的居民愿意支付的比例最高（82.6%），自费居民愿意支付的最高额度范围小于99元的比例最高（100.0%）。详细信息见表5-13和表5-14。

表5-13　居民对于打包筛查的支付意愿［n（%）］

分类	不愿意支付	愿意支付
合计	294（29.1）	717（70.9）
年龄（岁）		
40～59	206（29.1）	502（70.9）
60～69	88（29.0）	215（71.0）
性别		
男	140（33.3）	281（66.7）
女	154（26.1）	436（73.9）
受教育程度		
小学及以下	16（28.1）	41（71.9）
初中	97（31.5）	211（68.5）
高中/中专	105（24.8）	318（75.2）
大学及以上	76（34.1）	147（65.9）
职业		
事业单位人员/公务员	42（26.4）	117（73.6）
企业人员/工人	62（27.2）	166（72.8）
公司职员	20（32.3）	42（67.7）
个体户	8（33.3）	16（66.7）
自由职业者	18（41.9）	25（58.1）
农民/农民工	29（46.0）	34（54.0）
无业人员	16（30.2）	37（69.8）
退休	92（25.1）	275（74.9）
其他	7（58.3）	5（41.7）

分类	不愿意支付	愿意支付
收入水平		
2.0万元以下	30（44.8）	37（55.2）
2.0万～3.9万元	34（28.1）	87（71.9）
4.0万～5.9万元	51（23.5）	166（76.5）
6.0万～7.9万元	61（25.7）	176（74.3）
8.0万～14.9万元	59（29.9）	138（70.1）
15.0万元及以上	18（24.3）	56（75.7）
不清楚或无法提供	41（41.8）	57（58.2）
医疗保障状态		
城镇职工基本医疗保险	192（28.2）	489（71.8）
城镇居民医疗保险	47（25.5）	137（74.5）
新型农村合作医疗	37（40.2）	55（59.8）
商业医疗保险	2（25.0）	6（75.0）
公费医疗	4（17.4）	19（82.6）
自费	5（55.6）	4（44.4）
其他	6（66.7）	3（33.3）
不清楚	1（20.0）	4（80.0）

（五）居民对临床筛查享有医保报销的看法

分年龄、性别、受教育程度、职业、收入水平、医保分析。具体信息见表5-15。

若社区问卷筛查免费，而临床筛查按照居民所享有的医疗保险规定报销，57.6%的居民"完全可以接受"，15.2%的居民"不能接受，不愿付任何费用"，12.0%的居民"不能接受，我的保险门诊报销比例太低，自付费用太高"，10.2%的居民"不能接受，检查费用很可能会在保险自付线以下，等同于全自费"，4.3%的居民"不清楚，不知道我的报销比例是多少"。60～69岁年龄组居民"完全可以接受""不能接受，不愿付任何费用"的比例均稍高（分别为59.7%和16.5%），40～59岁年龄组居民"不能接受，我的保险门诊报销比例太低，自付费用太高""不能接受，检查费用很可能会在保险自付线以下，等同于全自费""不清楚，不知道我的报销比例是多少"的比例较高（分别为12.1%、10.5%和5.1%）。男性居民"不能接受，我的保险门诊报销比例太低，自付费用太高""不能接受，检查费用很可能会在保险自付线以下，等同于全自费""不能接受，不愿付任何费用""不清楚，不知道我的

表5-14　居民愿意打包支付的最高费用额度范围［n（%）］

分类	小于50元	50~99元	100~199元	200~299元	300~399元	400~499元	500~599元	600~699元	700~799元	800~899元	900元及以上
合计	131（18.3）	187（26.1）	185（25.8）	108（15.1）	50（7.0）	17（2.4）	10（1.4）	8（1.1）	6（0.8）	7（1.0）	8（1.1）
年龄（岁）											
40~59	93（18.5）	137（27.3）	116（23.1）	78（15.5）	35（7.0）	13（2.6）	7（1.4）	8（1.6）	5（1.0）	6（1.2）	4（0.8）
60~69	38（17.7）	50（23.3）	69（32.1）	30（14.0）	15（7.0）	4（1.9）	3（1.4）	0（0.0）	1（0.5）	1（0.5）	4（1.9）
性别											
男	47（16.7）	85（30.2）	73（26.0）	38（13.5）	21（7.5）	4（1.4）	3（1.1）	4（1.4）	3（1.1）	0（0.0）	3（1.1）
女	84（19.3）	102（23.4）	112（25.7）	70（16.1）	29（6.7）	13（3.0）	7（1.6）	4（0.9）	3（0.7）	7（1.6）	5（1.1）
受教育程度											
小学及以下	9（22.0）	10（24.4）	14（34.1）	5（12.2）	1（2.4）	1（2.4）	0（0.0）	0（0.0）	0（0.0）	0（0.0）	1（2.4）
初中	41（19.4）	52（24.6）	55（26.1）	31（14.7）	10（4.7）	5（2.4）	1（0.5）	4（1.9）	4（1.9）	3（1.4）	5（2.4）
高中/中专	53（16.7）	82（25.8）	76（23.9）	61（19.2）	28（8.8）	4（1.3）	5（1.6）	3（0.9）	2（0.6）	3（0.9）	1（0.3）
大学及以上	28（19.0）	43（29.3）	40（27.2）	11（7.5）	11（7.5）	7（4.8）	4（2.7）	1（0.7）	0（0.0）	1（0.7）	1（0.7）
职业											
事业单位人员/公务员	13（11.1）	32（27.4）	33（28.2）	21（17.9）	9（7.7）	4（3.4）	2（1.7）	1（0.9）	0（0.0）	1（0.9）	1（0.9）
企业人员/工人	25（15.1）	34（20.5）	46（27.7）	25（15.1）	17（10.2）	5（3.0）	2（1.2）	5（3.0）	4（2.4）	2（1.2）	1（0.6）
公司职员	8（19.0）	12（28.6）	11（26.2）	7（16.7）	2（4.8）	1（2.4）	0（0.0）	0（0.0）	0（0.0）	1（2.4）	0（0.0）
个体户	3（18.8）	6（37.5）	1（6.3）	0（0.0）	0（0.0）	0（0.0）	2（12.5）	2（12.5）	0（0.0）	0（0.0）	2（12.5）
自由职业者	6（24.0）	10（40.0）	5（20.0）	2（8.0）	0（0.0）	0（0.0）	1（4.0）	0（0.0）	1（4.0）	0（0.0）	0（0.0）
农民/农民工	11（32.4）	6（17.6）	7（20.6）	8（23.5）	0（0.0）	1（2.9）	0（0.0）	0（0.0）	0（0.0）	0（0.0）	1（2.9）
无业人员	12（32.4）	13（35.1）	6（16.2）	3（8.1）	2（5.4）	0（0.0）	0（0.0）	0（0.0）	0（0.0）	1（2.7）	0（0.0）
退休	51（18.5）	74（26.9）	75（27.3）	42（15.3）	19（6.9）	6（2.2）	2（0.7）	0（0.0）	1（0.4）	2（0.7）	3（1.1）
其他	2（40.0）	0（0.0）	1（20.0）	0（0.0）	1（20.0）	0（0.0）	1（20.0）	0（0.0）	0（0.0）	0（0.0）	0（0.0）

续表

分类	小于50元	50~99元	100~199元	200~299元	300~399元	400~499元	500~599元	600~699元	700~799元	800~899元	900元及以上
收入水平											
2.0万元以下	12 (32.4)	8 (21.6)	10 (27.0)	4 (10.8)	1 (2.7)	0 (0.0)	0 (0.0)	0 (0.0)	0 (0.0)	1 (2.7)	1 (2.7)
2.0万~3.9万元	22 (25.3)	27 (31.0)	25 (28.7)	7 (8.0)	3 (3.4)	1 (1.1)	0 (0.0)	0 (0.0)	0 (0.0)	1 (1.1)	1 (1.1)
4.0万~5.9万元	34 (20.5)	41 (24.7)	46 (27.7)	31 (18.7)	6 (3.6)	3 (1.8)	1 (0.6)	0 (0.0)	1 (0.6)	2 (1.2)	1 (0.6)
6.0万~7.9万元	26 (14.8)	47 (26.7)	52 (29.5)	27 (15.3)	13 (7.4)	1 (0.6)	1 (0.6)	3 (1.7)	2 (1.1)	1 (0.6)	3 (1.7)
8.0万~14.9万元	21 (15.2)	21 (15.2)	38 (27.5)	22 (15.9)	13 (9.4)	10 (7.2)	4 (2.9)	4 (2.9)	2 (1.4)	2 (1.4)	1 (0.7)
15.0万元及以上	8 (14.3)	20 (35.7)	12 (21.4)	7 (12.5)	5 (8.9)	2 (3.6)	1 (1.8)	1 (1.8)	0 (0.0)	0 (0.0)	0 (0.0)
不清楚或无法提供	8 (14.0)	23 (40.4)	2 (3.5)	10 (17.5)	9 (15.8)	0 (0.0)	3 (5.3)	0 (0.0)	1 (1.8)	0 (0.0)	1 (1.8)
医疗保障状态											
城镇职工基本医疗保险	94 (19.2)	116 (23.7)	134 (27.4)	78 (16.0)	38 (7.8)	13 (2.7)	6 (1.2)	1 (0.2)	1 (0.2)	6 (1.2)	2 (0.4)
城镇居民医疗保险	20 (14.6)	42 (30.7)	31 (22.6)	16 (11.7)	11 (8.0)	2 (1.5)	1 (0.7)	6 (4.4)	3 (2.2)	1 (0.7)	4 (2.9)
新型农村合作医疗	12 (21.8)	7 (12.7)	18 (32.7)	13 (23.6)	0 (0.0)	1 (1.8)	2 (3.6)	0 (0.0)	1 (1.8)	0 (0.0)	1 (1.8)
商业医疗保险	1 (16.7)	3 (50.0)	0 (0.0)	0 (0.0)	0 (0.0)	0 (0.0)	1 (16.7)	1 (16.7)	0 (0.0)	0 (0.0)	0 (0.0)
公费医疗	3 (15.8)	13 (68.4)	1 (5.3)	1 (5.3)	1 (5.3)	0 (0.0)	0 (0.0)	0 (0.0)	0 (0.0)	0 (0.0)	0 (0.0)
自费	1 (25.0)	3 (75.0)	0 (0.0)	0 (0.0)	0 (0.0)	0 (0.0)	0 (0.0)	0 (0.0)	0 (0.0)	0 (0.0)	0 (0.0)
其他	0 (0.0)	1 (33.3)	1 (33.3)	0 (0.0)	0 (0.0)	1 (33.3)	0 (0.0)	0 (0.0)	0 (0.0)	0 (0.0)	0 (0.0)
不清楚	0 (0.0)	2 (50.0)	0 (0.0)	0 (0.0)	0 (0.0)	0 (0.0)	0 (0.0)	0 (0.0)	1 (25.0)	0 (0.0)	1 (25.0)

表5-15　居民对临床筛查享有医保报销的看法分布 [n（%）]

分类	完全可以接受	不能接受、我的保险门诊费用，自付费用太高	不能接受、检查费用很可能会在保险自付线以下，等同于全自费	不能接受、不愿付任何费用	不清楚、不知道我的报销比例是多少	其他
合计	582 (57.6)	121 (12.0)	103 (10.2)	154 (15.2)	43 (4.3)	8 (0.8)
年龄（岁）						
40～59	401 (56.6)	86 (12.1)	74 (10.5)	104 (14.7)	36 (5.1)	7 (1.0)
60～69	181 (59.7)	35 (11.6)	29 (9.6)	50 (16.5)	7 (2.3)	1 (0.3)
性别						
男	216 (51.3)	53 (12.6)	48 (11.4)	77 (18.3)	22 (5.2)	5 (1.2)
女	366 (62.0)	68 (11.5)	55 (9.3)	77 (13.1)	21 (3.6)	3 (0.5)
受教育程度						
小学及以下	27 (47.4)	8 (14.0)	8 (14.0)	12 (21.1)	2 (3.5)	0 (0.0)
初中	164 (53.2)	45 (14.6)	34 (11.0)	48 (15.6)	14 (4.5)	3 (1.0)
高中/中专	246 (58.2)	50 (11.8)	45 (10.6)	61 (14.4)	20 (4.7)	1 (0.2)
大学及以上	145 (65.0)	18 (8.1)	16 (7.2)	33 (14.8)	7 (3.1)	4 (1.8)
职业						
事业单位人员/公务员	110 (69.2)	6 (3.8)	23 (14.5)	16 (10.1)	1 (0.6)	3 (1.9)
企业人员/工人	120 (52.6)	32 (14.0)	31 (13.6)	32 (14.0)	11 (4.8)	2 (0.9)
公司职员	30 (48.4)	9 (14.5)	8 (12.9)	12 (19.4)	3 (4.8)	0 (0.0)
个体户	9 (37.5)	5 (20.8)	1 (4.2)	6 (25.0)	3 (12.5)	0 (0.0)
自由职业者	17 (39.5)	7 (16.3)	1 (2.3)	11 (25.6)	7 (16.3)	0 (0.0)
农民/农民工	28 (44.4)	17 (27.0)	2 (3.2)	12 (19.0)	4 (6.3)	0 (0.0)
无业人员	25 (47.2)	9 (17.0)	4 (7.5)	13 (24.5)	1 (1.9)	1 (1.9)
退休	238 (64.9)	35 (9.5)	33 (9.0)	46 (12.5)	13 (3.5)	2 (0.5)

续表

分类	完全可以接受	不能接受，我的保险门诊报销比例太低，自付费用太高	不能接受，检查费用可能会在保险自付线以下，等同于全自费	不能接受，不愿付任何费用	不清楚、不知道我的报销比例是多少	其他
其他	5 (41.7)	1 (8.3)	0 (0.0)	6 (50.0)	0 (0.0)	0 (0.0)
收入水平						
2.0万元以下	24 (35.8)	21 (31.3)	2 (3.0)	14 (20.9)	6 (9.0)	0 (0.0)
2.0万~3.9万元	67 (55.4)	19 (15.7)	12 (9.9)	18 (14.9)	5 (4.1)	0 (0.0)
4.0万~5.9万元	134 (61.8)	25 (11.5)	21 (9.7)	30 (13.8)	5 (2.3)	2 (0.9)
6.0万~7.9万元	133 (56.1)	26 (11.0)	36 (15.2)	32 (13.5)	9 (3.8)	1 (0.4)
8.0万~14.9万元	120 (60.9)	13 (6.6)	19 (9.6)	34 (17.3)	9 (4.6)	2 (1.0)
15.0万元及以上	46 (62.2)	8 (10.8)	6 (8.1)	10 (13.5)	3 (4.1)	1 (1.4)
不清楚或无法提供	58 (59.2)	9 (9.2)	7 (7.1)	16 (16.3)	6 (6.1)	2 (2.0)
医疗保障状态						
城镇职工基本医疗保险	420 (61.7)	74 (10.9)	76 (11.2)	87 (12.8)	22 (3.2)	2 (0.3)
城镇居民医疗保险	103 (56.0)	14 (7.6)	19 (10.3)	34 (18.5)	11 (6.0)	3 (1.6)
新型农村合作医疗	31 (33.7)	29 (31.5)	6 (6.5)	17 (18.5)	9 (9.8)	0 (0.0)
商业医疗保险	6 (75.0)	0 (0.0)	0 (0.0)	2 (25.0)	0 (0.0)	0 (0.0)
公费医疗	14 (60.9)	0 (0.0)	2 (8.7)	4 (17.4)	0 (0.0)	3 (13.0)
自费	1 (11.1)	1 (11.1)	0 (0.0)	6 (66.7)	1 (11.1)	0 (0.0)
其他	3 (33.3)	3 (33.3)	0 (0.0)	3 (33.3)	0 (0.0)	0 (0.0)
不清楚	4 (80.0)	0 (0.0)	0 (0.0)	1 (20.0)	0 (0.0)	0 (0.0)

报销比例是多少"的比例均较高（分别为12.6%、11.4%、18.3%、5.2%）。大学及以上学历的居民"完全可以接受"的比例最高（65.0%），初中学历的居民"不能接受，我的保险门诊报销比例太低，自付费用太高"的比例最高（14.6%），小学及以下学历的居民"不能接受，检查费用很可能会在保险自付线以下，等同于全自费""不能接受，不愿付任何费用"的比例最高（分别是14.0%和21.1%），高中/中专学历的居民"不清楚，不知道我的报销比例是多少"的比例最高（4.7%）。事业单位人员/公务员"完全可以接受"的比例最高（69.2%），农民/农民工"不能接受，我的保险门诊报销比例太低，自付费用太高"的比例最高（27.0%）。收入在15.0万元及以上的居民"完全可以接受"的比例最高（62.2%），收入在2.0万元以下的居民"不能接受，我的保险门诊报销比例太低，自付费用太高"和"不能接受，不愿付任何费用"的比例最高（31.3%和20.9%），收入在6.0万～7.9万元的居民"不能接受，检查费用很可能会在保险自付线以下，等同于全自费"的比例最高（15.2%）。除"其他"和"不清楚"外，享有城镇职工基本医疗保险的居民"完全可以接受"的比例最高（61.7%），享有新型农村合作医疗的居民"不能接受，我的保险门诊报销比例太低，自付费用太高"的比例最高（31.5%），自费居民"不能接受，不愿付任何费用"的比例最高（66.7%）。

四、主要发现及建议

1. 潜在筛查服务接受方有癌症筛查需求，但服务利用不足，建议大力宣传癌症筛查的重要性，应将提高癌症防控意识作为未来工作重点

研究指出，早发现、早诊断、早治疗是最有效的癌症防治途径。居民或高危人群的定期防癌筛查是实现早发现、早诊断、早治疗的良好手段，这就要求居民尤其是高危人群能够做好早期防癌筛查（防癌体检、早诊早治）。本研究结果显示，未曾做过癌症筛查（或称防癌体检、筛检、早诊早治、普查等）的居民高达77.2%，在不考虑费用等因素的情况下，居民对癌症筛查服务有需求的比例为76.2%，提示居民有癌症筛查服务需求的比例较高，但居民对癌症筛查服务的利用不足。建议通过开展专家讲座、广播电视、发放手册等途径大力宣传癌症"早发现、早诊断、早治疗"的重要性，进而提升居民的癌症防控意识。

2. 居民对筛查机构的级别和类型要求高，应引导合理选择筛查机构

本研究结果还指出，有筛查需求的居民倾向筛查机构级别越高越好的比例为55.6%，且54.4%有筛查需求的居民希望接受筛查的机构类型应该在综合性医院，提示居民对筛查机构的要求高，这与目前倡导的"筛查机构的级别并非越高越好，只要机构筛查技术和医务人员技能符合要求，完全有能力提供筛查服务"理念有一定的违背。同时，2023年《健康中国行动——癌症防治行动实施方案（2023—2030

年)》[1]明确提出二级及以上医院要设置肿瘤科,具备开展癌症筛查和常见多发癌种的一般性诊疗能力。因此,建议未来逐步完善二级及以上医院癌症筛查的设施、设备和专业人才配备,提升癌症筛查的能力,在实际开展筛查工作中,应逐步取得居民的信任,引导居民积极参与筛查。同时,加大对癌症筛查机构合理选择的宣传力度,进而提升居民癌症防控意识和引导居民合理选择筛查机构,从而更高效地选择就医机构,提升资源利用效率。

3. 潜在接受方癌症筛查意愿高,但支付意愿和额度有限,应考虑建立以政府与社会为主的经费筹集机制

本研究显示,在不考虑筛查费用时,76.2%的潜在筛查服务需求方表示有筛查需求且愿意接受筛查。但在需要居民支付癌症筛查费用时,单癌种筛查潜在需方支付意愿占比为34.6%;无论是针对单癌种筛查还是多癌种联合筛查支付额度(全部检查费用约2000元,每3年一次),愿意仅承担10%以下费用比例的居民分别高达72.1%、70.2%,其中打包筛查中愿意支付超过500元的比例仅为5.4%,提示虽然居民对癌症筛查需求较高,但支付意愿和支付额度均有限,这与国内相关研究结果相近[1-2]。但如果将社区问卷筛查免费,临床筛查按照居民所享有的医疗保险规定报销,结果发现57.6%的居民完全接受癌症筛查服务。当前,我国医保支付体系主要是针对疾病保障,在预防疾病、筛查疾病的方面甚少。因此,未来或可考虑癌症筛查纳入医保,一定程度地降低居民自付费用,或可提高居民筛查依从率。此外,国家应开展差异性癌症筛查,因地施策,制订适合各地区癌症筛查策略,建立以政府、社会为主的多元、长效的癌症筛查筹资机制,从而能够用有限的资金保障居民的筛查需求,有效提高居民健康水平,减轻个人、国家的经济负担。

4. 潜在需方中的弱势群体的筛查需求较高,建议筛查时保障低收入等相对弱势群体的筛查需求

调查发现,在不考虑费用等因素时,分析潜在筛查服务需求方对癌症筛查服务需求分布时发现,大学以上学历、购买了商业保险、年龄在59岁以下、收入在15万以上者对筛查需求的比例最高,分析原因可能是因为该部分人员收入水平高,能够通过商业保险或单位体检等途径满足癌症筛查需求。但同时发现,无业人员、收入在4.0万~5.9万元区间的居民对癌症筛查的需求最高,分析原因可能是缺乏相关筛查保障,而且收入在4.0万~5.9万元的群体在家庭中承担关键作用,一旦患癌将给整个家庭带

[1]　中华人民共和国中央人民政府关于印发健康中国行动——癌症防治行动实施方案(2023—2030年)的通知[EB/OL].(2023-10-30). https://www.gov.cn/zhengce/zhengceku/202311/content_6915380.htm.

[2]　张欢,刘金辉,陈玉,等. 农村居民癌症筛查服务需求及支付意愿分析[J]. 中国公共卫生,2022,38(6):795-799.

[3]　马雯,尹瑞红,王彪. 河南省城市地区居民对多种癌症联合筛查的频率倾向和支付意愿[J]. 河南医学研究,2023,32(22):4061-4065.

来巨大的经济负担，所以需求高。因此，国家在筛查区域和筛查对象的选择方面，既要从制度设计层面考虑地方的经济和社会发展水平，最大程度地保障发展水平低且相对落后的地区，也要在筛查实际开展过程中借助信息化手段，在筛查人群选择方面可重点覆盖收入水平低、无法自行实现癌症筛查、在家庭中承担重任的群体，从而提高癌症筛查效率，减少癌症带来的负担，尽可能避免出现"因病返贫"。

第六章
总体的可持续性分析

一、摘要

（一）目的

比较癌症筛查服务实际供需方与潜在供需方间的异同，提出可能的政策建议。

（二）结果

相较于实际供方，潜在供方院级管理人员的服务意愿更高（83.3% *vs.* 73.7%）。实际供方和潜在供方愿意提供筛查服务的主要原因均有专业技能的提升（43.3% *vs.* 57.1%）。此外，实际供方还看重项目对个人/团队在当地的影响和口碑的提升（43.3%），潜在供方还看重项目为单位和科室带来的经济效益（50.0%）。实际供方和潜在供方不愿意提供服务者均认为"绝大部分参加筛查的人没有病变，浪费了专业资源"（26.1% *vs.* 40.0%），潜在供方还对机构定位比较困惑（80.0%）。实际供方和潜在供方均认为/希望项目能够带来社会价值感的提升（依次为49.8%和34.9%）、专业技能的提升（依次为29.4%和50.4%），潜在供方还希望能够获得物质回报（76.0%）；实际供方和潜在供方均认为主要困难或最担心的环节在于物质激励不够（依次为39.3%和58.9%）、项目筛查与常规诊疗在信息采集方面不一致造成的困难和重复劳动（依次为28.5%和35.7%）。实际和潜在供方对参加项目单项筛查劳务报酬的期望分别为50元和100元。实际需方认为问卷风险评估作为初筛手段很好的比例较潜在需方高（71.4% *vs.* 67.2%）。无论是对于单癌种筛查还是多癌种联合筛查的支付意愿，实际需方中有意愿的比例（单癌71.2%，联合78.4%）均高于潜在需方（单癌52.0%，联合70.9%），但两者对单癌种筛查支付100元以上和对联合筛查支付500元以上额度的比例均较低（单癌种支付意愿100元以上的比例为15.2% *vs.* 8.0%，联合筛查支付意愿500元以上的比例为9.6% *vs.* 5.4%）。

（三）主要发现与政策建议

1. 实际项目确能带来专业技能的提升、社会价值感提升、影响力/口碑增加等获益，但也应重视并处理好项目工作负荷与日常工作的冲突、物质激励及信息系统衔接等问题，以保证目前的实际提供方的工作能够更高效有序地开展，并确保筛查扩面后潜在供方的工作效率及积极性。

2．问卷高危风险评估作为初筛手段通过了"实践考验"，可更大范围地推广。

3．实际需方较潜在需方的支付意愿更高，提示项目开展对居民意识有影响，但支付额度均有限，需建立以政府和社会为主的经费筹集机制。

二、实际与潜在供需方对比分析

经过前面五个章节对实际和潜在供方、实际和潜在需方的单独分析后，分别提炼出两种具有可比性的指标进行比较分析，具体分析和结果如下。

（一）实际供方与潜在供方结果对比

1．基本信息比较　所调查的样本量中，实际供方调查对象中的宏观管理人员、项目具体管理人员和一线工作人员占比依次为4.2%、12.5%和83.3%，潜在供方对应比例为4.0%、9.4%和86.6%。

2．筛查服务意愿比较　与实际供方相比，潜在供方院级和科室级管理人员有服务意愿的比例（分别为83.3%和64.3%）均明显高于实际供方（分别为73.7%和50.9%）。实际供方愿意提供筛查服务的主要原因有通过项目提升个人/团队的专业技能（43.3%）、能通过项目提升个人/团队在当地的影响和口碑（43.3%）；潜在供方希望提供筛查服务的主要原因是"能通过项目提升个人/团队的专业技能（57.1%）""能为单位和科室带来经济效益（50.0%）"。实际供方不愿意提供筛查服务的主要原因有"工作量超负荷（46.4%）""项目运行干扰了日常工作/没有病变浪费资源（26.1%）"；潜在供方的主要原因有"机构定位为临床不提供公共卫生服务（80.0%）""没有病变浪费资源（40.0%）"。

3．实际/预期的收获与困难比较　实际供方主要收获包括通过开展公共卫生项目为更多人送去健康的社会价值感的提升（49.8%）、通过项目技术培训和质控提升专业技能（29.4%）、提升个人/团队/机构在当地的影响力和口碑（28.9%）等；潜在供方主要预期包括物质回报（76.0%）、通过项目技术培训和质控提升专业技能（50.4%）、社会价值感的提升（34.9%）等。实际供方工作开展过程中遇到的主要困难有物质激励不够而没有积极性（39.3%）、项目与常规信息采集差异的困难和重复劳动（28.5%）、没遇到太大困难（23.9%）；潜在供方若参加项目最担心的环节主要有物质激励不够而没有积极性（58.9%）、项目运行会干扰日常工作（57.4%）、项目与常规信息采集差异的困难和重复劳动（35.7%）。

4．单项筛查期望报酬比较　实际供方一线工作人员单项筛查期望劳务报酬的中位数是50元/例，潜在供方一线工作人员单项筛查期望劳务报酬的中位数是100元/例。更多比较详见表6-1。

表6-1 实际供方和潜在供方可比指标结果对比

变量	实际供方		潜在供方
访谈对象角色/职务构成			
宏观管理人员	4.2%	*vs.*	4.0% 院级管理人员
项目具体管理人员	12.5%	*vs.*	9.4% 科室级管理人员
一线工作人员	83.3%	*vs.*	86.6% 一线工作人员
有服务意愿的比例			
宏观管理人员	73.7%	*vs.*	83.3% 院级管理人员
项目具体管理人员	50.9%	*vs.*	64.3% 科室级管理人员
一线工作人员	43.9%	——	一线工作人员
有服务意愿的主要原因			
专业技能的提升	43.3%	*vs.*	57.1% 专业技能的提升
当地影响力和口碑的增加	43.3%	*vs.*	50.0% 能为单位和科室带来经济效益
无服务意愿的主要原因			
工作量超负荷	46.4%	*vs.*	80.0% 机构定位为临床,不提供公共卫生服务
项目运行干扰了日常工作/没有病变,浪费资源	26.1%	*vs.*	40.0% 没有病变,浪费资源
参与工作实际或预期收获			
社会价值感的提升	49.8%	*vs.*	76.0% 物质回报
专业技能的提升	29.4%	*vs.*	50.4% 专业技能的提升
当地影响力和口碑的增加	28.9%	*vs.*	34.9% 社会价值感提升
工作主要困难或最担心的环节			
物质激励不够,干活没有积极性	39.3%	*vs.*	58.9% 物质激励不够,干活没有积极性
项目与常规信息采集差异的困难和重复劳动	28.5%	*vs.*	57.4% 项目运行会干扰日常工作
没遇到太大困难	23.9%	*vs.*	35.7% 项目与常规信息采集差异的困难和重复劳动
单项筛查期望报酬中位数（中位数范围）			
	50元（40,100）	*vs.*	100元（50,180）

（二）实际需方与潜在需方结果对比

1. 基本情况比较 实际需方和潜在需方访谈对象平均年龄分别为55.8岁和55.0岁,2012年家庭总收入大于6万元的对象占比分别为48.3%和50.2%。

2. 对问卷风险评估作为初筛手段的看法比较 实际和潜在需方认为该手段"很好,非每人都需检查,该评估可过滤高危个体"的比例均占多数（分别为71.4%和67.2%）,且前者高于后者。

3. 对筛查服务的支付意愿比较 对于单癌种筛查,实际需方对单癌种筛查有支付意愿的比例（71.2%）高于潜在需方（约为52.0%）,其中单癌种筛查支付意愿在100元以上的比例分别为15.2%和8.0%,不同筛查内容及方法的比例有所不同;对于多癌种联合筛查，实际需方有支付意愿的比例（78.4%）高于潜在供方（70.9%），其中支付最高额度达500元以上的比例分别为9.6%和5.4%。

更多比较详见表6-2。

表6-2　实际需方和潜在需方可比指标结果对比

变量	实际需方		潜在需方
访谈对象年龄中位数	55.8岁	*vs.*	55.0岁
2012年家庭总收入不低于6万元的比例	48.3%	*vs.*	50.2%
对问卷风险评估作为初筛手段的看法：			
1. 很好，非每人都需检查，该评估可过滤高危个体	71.4%	*vs.*	67.2%
2. 不好，即便评估阴性，仍担心被漏，仍想进一步检查	21.5%	*vs.*	20.2%
对单癌种筛查有支付意愿的比例（不同技术的范围）	71.2%	*vs.*	~52.0%
其中单癌筛查支付意愿在100元以上的比例	15.2%（14.1%，15.7%）	*vs.*	~8.0%（3.4%，10.9%）
对打包筛查有支付意愿的比例	78.4%	*vs.*	70.9%
其中打包筛查支付意愿在500元以上的比例	9.6%	*vs.*	5.4%

注：1. 因潜在需方对单癌种筛查有支付意愿的比例没有类似实际需方中特别明确的指标，因此将类似范围的比例（愿意支付费用的5%样本占除"对筛查内容及方法没有概念"外的总样本的比例）作为比较基准；

2. 潜在需方的指标中没有明确的关于单癌种支付意愿在100元以上的指标，因此将问卷调查和模型风险评估初筛、上消化道（包括胃和食管）腔镜检查、大肠镜检查、肝脏B超＋血液甲胎蛋白（AFP）检测、肺部低剂量螺旋CT、女性乳腺超声＋钼靶6种筛查内容及方法的费用加和（1978元）并求均数（330元），估算出100元约占330元的30%，因此单癌种愿意支付100元以上的比例可看做是潜在需方中愿意支付费用的30%以上比例

三、主要发现及建议

1. 实际项目确能带来专业技能的提升、社会价值感提升、影响力／口碑增加等获益，但也应重视并处理好项目工作负荷与日常工作的冲突、物质激励及信息系统衔接等问题，以保证目前的实际提供方的工作能够更高效有序地开展，并确保筛查扩面后潜在供方的工作效率及积极性

潜在供方较实际供方的筛查服务意愿更高，提示筛查推广空间较大；但两者所遇困难／担心环节的一致性，提示将来长期和扩大推行筛查时，需重点关注的几个方面。

（1）相较于实际供方，潜在供方管理人员服务的意愿更高，提示项目的扩展空间较大。

（2）实际供方愿意提供服务的主要原因与潜在供方愿意提供服务的主要原因较一致，多数人员认为通过参与项目能够提升专业技能并增加机构影响力，同时实际服务提供方通过参与项目感受到了个人／团队在当地的影响和口碑的提升，潜在服务提供方也会关注项目带来的经济效益。

（3）无论是实际还是潜在供方，一线工作人员关注的项目个人收获都集中在收获价值感提升、专业技能提升等方面，区别在于潜在供方较为看重物质回报，结合潜在

机构管理层的意愿，因此在项目扩面中对物质激励的制度安排应引起重视。

（4）实际供方和潜在供方不愿意提供服务的原因及所担心的环节是一致的，即物质激励、项目与常规信息采集差异、工作负荷、项目与日常工作的冲突，提示未来项目开展需理顺运行机制及激励到位。

2. 问卷高危风险评估作为初筛手段通过了"实践考验"，可更大范围推广

潜在需方认为"问卷风险评估作为初筛手段很好"的比例较高，而作为已经接受过项目服务体验人群的实际需方对这种调查模式的接受度更高，提示项目具有良好的体验反馈，未来的推广前景良好。

3. 实际需方较潜在需方的支付意愿更高，提示项目开展对居民意识有影响，但支付额度均有限，需建立以政府和社会为主的经费筹集机制

实际项目的开展除了筛查干预本身的疾病预防效果外，对居民的健康和寻求服务意识也有影响。无论对单癌种筛查还是多癌种联合筛查，实际需方的支付意愿均高于潜在需方，但两者对单癌种筛查支付100元以上的比例和联合筛查支付500元以上的比例均在5%~16%的较低水平。由此推断未来项目来自需方的成本补偿可能较为有限，项目若要考虑长期大范围推广，需建立长期稳定的以政府和社会为主的项目经费筹集机制，从经费保障的角度对需方的服务接受意愿予以保护，维持筛查工作持续高效运行。

第三部分

居民肿瘤防治健康素养

第七章
专题调查概况

一、研究背景

健康素养是指个人获取和理解基本健康信息和服务,并应用这些信息和服务做出正确决策,以维护和促进自身健康的能力[1]。自2008年起,国家卫生健康委员会和中国健康教育中心逐年发布我国居民健康素养状况及其动态变化,也有针对特定疾病的专题分析。国外在肿瘤防控方面的健康素养已有初步探索,但国内相关研究仍较少。

研究表明,癌症造成的疾病负担和经济负担较重。2012年启动的国家重大医改专项、重大公共卫生服务项目——全国城市癌症早诊早治项目(简称"城癌项目")尽管不是一个完全标准化的健康教育项目,但其本身就是一个"行动化"的健教项目,能够将一定的"早预防"(社区高危筛查阶段)、"早发现"、"早诊断"、"早治疗"(临床筛查阶段)(简称"四早")的信息传递给居民。考虑到项目从居民肿瘤防治知-信-行角度对癌症筛查的影响,2014年,"城癌项目"专家组提出将居民对筛查和早诊早治的意识行为纳入考量范围,进一步了解该项目是否对居民肿瘤健康素养起到了实质性的推动作用。2015年,国家癌症中心和中国医学科学院医学信息研究所联合启动了中国城市居民肿瘤防治健康素养调查专题研究,旨在了解我国城市居民对于癌症危险因素的预防、筛查、早诊断早治疗的健康素养情况。北京市作为其中的一个项目点参与其中。

二、研究目标

了解北京市居民肿瘤"四早"意识意愿的基本情况及居民肿瘤防治健康素养水平,并了解居民相关知识需求及途径;通过分析普通居民及项目随访人群的差异,评价项目对居民肿瘤"四早"意识意愿和肿瘤健康素养水平改进带来的影响。

[1] 石菊芳,毛阿燕,刘成成,等.2015—2017年中国城市居民肿瘤防治健康素养调查专题设计方案[J].中华预防医学杂志,2020,54(1):108-112.

三、调查内容及方法

（一）调查对象

本专题采用横断面研究的方法，以2015年北京城市癌症早诊早治项目覆盖的6个城区（东城、西城、朝阳、海淀、丰台、石景山）为研究现场，采用整群抽样和方便抽样的方法招募当地年龄≥18岁、能够理解调查程序并签署知情同意书的居民。共包含两组调查对象。

一组是一般社区居民，该组人群设置目的是为了了解未接受过筛查干预居民的肿瘤防治健康素养水平，为其他亚组提供基线参考数据。其要求是选择2012—2015年度北京城市癌症早诊早治项目未曾覆盖过的城六区的社区；所选社区人口规模、经济水平、卫生条件等方面与已开展社区对比；所选社区内未曾参加过筛查项目的居民（既往及现患癌症患者不作为本类调查的对象）；调查对象年龄≥18周岁，且40岁以上对象比例≥70%；能够理解调查程序并签署知情同意书。

另一组是随访人群（即癌症风险评估/筛查干预人群），该组人群设置的目的是为了了解参加癌症筛查项目是否可以提高居民健康素养和认知。调查对象主要包括2012—2015年参加过"城癌项目"的高危风险评估和/或某一种或几种癌症的临床筛查对象。

（二）调查内容

主体问卷共涉及6部分内容（详见附件5），具体如下。

第1部分为基本信息，包括性别、年龄、婚姻、受教育程度、职业、家庭人口数、收入及自评健康状态等人口社会学信息。

第2部分为"预防意识"，该版块列出了与"城癌项目"设计的6个癌种有关的明确的致癌因素，包括吸烟、饮酒、摄入纤维类食物、特殊的饮食习惯和偏好、感染幽门螺杆菌、摄入霉变食物、罹患乙肝、雌激素治疗、锻炼等，最终形成9大题13小题。

第3~5部分沿着癌症发展和诊治规律分别设计了"早发现意识""早诊断意识""早治疗意识"3个版块。其中"早发现意识"（4大题12小题）关注的核心是人群在无癌症相关症状时，是否有意愿通过定期参加筛查或体检等方式获知自己是否患癌或癌前病变的信息，从而达到早发现的目的；同时，为丰富此部分结果，也增加了诸如不愿意参加体检或筛查的原因调查以及对亲属参加防癌筛查或体检态度等方面的问题。"早诊断意识"（2大题4小题）与早发现结果紧密衔接，关注的是假设受访者在体检或筛查中发现的诸如疑似癌症早期病变和癌前病变的后续态度，即是否会针对发现的问题前往专业医疗机构寻求更为精准的确诊检查，同时补充了不愿意进一步确诊的原因等内容的调查。"早治疗意识"（2大题4小题）作为早诊早治的最终环节，重点关注受访者在"如果被确诊为癌前病变或癌症"的情境下是否有意愿前往医疗机构积极寻求治疗，同时也将不愿寻求积极治疗的原因以及对于是否支持家属在相同情境下接受治疗的态度等问题进行了调查。

第6部分是对肿瘤防治知识的需求及获取途径（7大题7小题）的调查。

（三）样本量

健康素养（Health Literacy，HL）调查样本量总计2000名，一般社区居民和随访人群各1000名。

1. 一般社区居民：一般社区居民HL调查在城六区的8个社区开展，东城、西城、朝阳、海淀、丰台、石景山的样本量分别为150名、150名、200名、200名、150名、150名，共计1000名。

2. 随访人群：鉴于2015—2016年度随访人群分为两大类，即常规随访人群和新增亚组随访人群。且考虑到新增亚组随访人群较高的配合度和常规随访人群较大的调查强度等因素，为保证问卷质量和顺利开展工作，将新增亚组随访人群全部纳入HL调查对象中。由于新增亚组随访人群数量≤1000名，因此纳入到HL调查对象中的常规筛查阳性随访人群数量＝1000名－新增亚组HL调查数量。随访人群HL调查在城六区的22个社区开展，东城、西城、朝阳、海淀、丰台、石景山的样本量分别为59、220、154、75、79、413名。

（四）信息收集方式

基于纸质问卷进行调查，数据通过网络数据库进行录入和报送。调查采用面对面访谈和自填问卷两种方式，以适应不同文化水平调查对象的实际情况，其中自填问卷过程中调查人员仍负责全程解答调查对象提出的问题。

调查时机：一般社区居民采用方便抽样方式进行HL调查；随访人群的HL调查结合当年"卫生经济学随访表"调查一同开展。

（五）质量控制

采用城市癌症早诊早治卫生经济学评价国家项目组设计、经专家研讨确认的现场执行手册，包括调查对象细化说明、样本量分解、信息收集方式细化说明、具体设置问题说明等。基于调查前培训和详细的执行手册，确保相关业务骨干和一线调查人员能正确理解方案。

现场调查采取面对面访谈或自填问卷的形式，鼓励文化水平较高的调查对象由本人填写，但要求调查员需在旁解答对象提出的任何问题，并对填写内容进行及时核查。

（六）数据管理及分析

所有现场数据均采用Epidata 3.1软件进行单人双录入（数据库由国家项目组统一构建），并由北京城市癌症早诊早治项目卫生经济学评价项目组和国家项目组采用SAS 9.3软件进行数据核查清理。通过数据录入文件后台设置系列质控程序，以实现核心变量间的逻辑检验、变量取值范围和必填信息的控制；通过核查原始资料、修正数据的方法保证数据真实性和有效性。对于社会人口学特征变量信息缺失（如性别、年龄）和异常（如癌症风险评估/筛查干预人群年龄＜40岁等）的记录一律剔除。最终回收有效问卷1944份，回收率及有效回收率均为97.2%。

本研究使用SPSS 19.0软件进行数据管理和统计分析，首先对调查对象的基本特征进行描述，随后按照一般社区居民和随访人群进行分组，分析预防意识、早发现意识、早诊断意识、早治疗意识和对肿瘤防治知识的需求及途径。正态分布的计量资料采用均数±标准差的形式表示，非正态分布的计量资料采用中位数/四分位数形式描述，计数资料采用频数（百分比）表示。采用卡方检验比较不同组别是否具备基本健康素养的构成比差异。

（七）计分方式

问卷中共有19道单选题纳入计分。借鉴Diviani和Schulz[1]在癌症素养与癌症相关行为研究及聂雪琼等[2]在2012年中国居民健康素养检测研究中的判断和单选类题目的计分方式，本研究纳入计分题目的正向回答计1分，负向回答、不清楚/视情况而定/拒绝回答、未作出回答计0分，问卷满分为19分。问卷得分达到满分的80%及以上（即问卷得分≥15.2分），则被认定为此份问卷的调查对象具备基本健康素养；具备基本健康素养的人数在总人群中所占的比例为健康素养水平。计分情况见表7-1。

表7-1　调查问卷中纳入计分题目

维度	计分题目（每题1分）
预防意识（10题）	1. 吸烟情况
	2. "吸烟：得知不吸烟能降低患癌的几率，是否会戒烟或减少吸烟"或"不吸烟：得知被动吸烟会增加罹患肺癌的几率，是否会介意别人在附近抽烟或劝诫亲友戒烟"
	3. 饮酒情况
	4. "饮酒：得知饮酒增加多种癌症罹患几率，是否会减少饮酒"或"不饮酒：得知饮酒增加多种癌症罹患几率，是否会劝诫亲友减少饮酒"
	5. 得知吃纤维类食物能预防结肠癌，是否会适当多吃纤维类食物
	6. 得知饮食过烫、食用腌制食品或嚼食槟榔，会增加罹患食道癌、大肠癌及胃癌的几率，是否会减少该类食物摄取
	7. 得知感染有门螺旋杆菌会增加罹患胃癌的几率，外出就餐时是否会注意使用公筷
	8. 得知食用霉变的坚果、干果、粮食等会增加肝癌罹患的几率，是否会杜绝食用霉变食物
	9. 得知乙型肝炎感染能增加罹患肝癌的几率，是否支持接种乙型肝炎疫苗避免乙型肝炎感染
	10. 得知锻炼能降低患癌几率，是否会增加锻炼

[1] Diviani N，Schulz PJ. Association between cancer literacy and cancer-related behavior：evidence from Ticino，Switzerland[J]. J Public Health Res，2014，3（2）：295.

[2] 聂雪琼，李英华，李莉. 2012年中国居民健康素养检测数据统计分析方法[J]. 中国健康教育，2014，30（2）：178-181.

续表

维度	计分题目（每题1分）
早发现意识（3题）	11. 近五年定期体检情况
	12. "有定期体检：①体检项目是否含癌症筛查，或②若体检项目不含癌症筛查，是否会坚持每三至五年自费癌症筛查"或"无定期体检：得知定期体检有助发现癌前病变或早期癌症，是否会定期做含癌筛查体检"
	13. 是否会建议自己的亲朋好友去做癌症筛查
早诊断意识（2题）	14. 若体检有异常结果，是否会及时去医院寻求确诊
	15. 若亲朋好友体检有异常结果，是否会建议其及时去医院寻求确诊
早治疗意识（2题）	16. 若被确诊为癌前病变或癌症，是否会积极治疗
	17. 若直系亲属被确诊为癌前病变或癌症，是否会鼓励其积极治疗
肿瘤防治知识需求（2题）	18. 是否需要了解更多的肿瘤防治知识
	19. 接收到肿瘤防治知识后，是否会查找相关内容或者合适该知识真实性

注：预防意识部分计分题目选择的是与中国常见6大癌种（肺癌、乳腺癌、大肠癌、食管癌、肝癌、胃癌，即"城癌项目"覆盖癌种）有关的明确致癌因素；为保持研究结果的整体性和分类可比性，问卷中预防意识部分仅女性回答的雌激素一题暂未纳入计分。每份问卷中，吸烟的调查对象"是否会戒烟或减少吸烟"与不吸烟的调查对象"是否会介意别人在附近抽烟或劝诫亲友戒烟"两题只有一题会被应答，两题总计满分为1分（其中一题作答满分得1分时，另一题不用作答而计0分），因此这两题在计分题目中作为1题处理；饮酒或不饮酒及有定期体检或无定期体检5题的计分题目处理与吸烟或不吸烟的处理相同。早发现部分中风险自评一题作为分类分析依据而未纳入计分。

肿瘤防治健康素养水平计算公式：

$$Y = \sum_{j=1}^{n} k_j$$

Y：肿瘤防治健康素养得分；n：题目数；k_j：题目得分

第八章
居民健康素养分析

一、摘要

（一）目的

了解北京市居民肿瘤"四早"意识意愿的基本情况及居民肿瘤防治健康素养水平，了解居民相关知识需求及途径；通过分析普通居民及项目随访人群的差异，评价项目对居民肿瘤"四早"意识意愿和肿瘤健康素养水平改进带来的影响。

（二）结果

最终纳入1944名（普通人群1018名，随访人群926名）研究对象，平均年龄55.5岁。研究对象针对预防意识版块9大题的正确回答率为64.9%～97.5%（普通人群为63.1%～97.7%，随访人群为65.0%～98.5%）。得知癌症危险因素后，自我评估有患癌风险、不具有患癌风险、不清楚者分别占总体的34.7%、45.3%、20.0%。675名自评有患癌风险的研究对象中，考虑检查/体检/筛查、不会考虑、不清楚者分别占91.6%、5.5%、2.9%。1944名研究对象定期参加体检和无定期体检者分别占81.6%（1587名）和18.4%（357名）。357名无定期体检的研究对象中，得知定期体检有助于发现癌前病变或早期癌症，会定期参加含癌筛查体检意愿的比例较高，占60.5%；不愿做的主要原因是"觉得身体没出现症状，没必要（68.3%）"和"筛查太烦琐费精力（53.7%）"；有意愿推荐亲友做癌症筛查的比例占77.0%。假如自己体检检查出异常结果，选择进一步就医寻求确诊者的比例占93.9%；假如亲友/好朋友体检结果异常，建议进一步就医寻求确诊的研究对象的比例占94.7%。假如自己体检被确诊为癌前病变或癌症，选择积极治疗的研究对象的比例占92.8%；假如直系亲属被确诊为癌前病变或癌症，鼓励其积极治疗的研究对象的比例占93.7%。1811名研究对象中，需要了解更多的肿瘤防治知识的占81.0%；希望获得的主要肿瘤防治知识类型为预防途径（82.7%）、症状表现（70.5%）、肿瘤患病的诱因（61.6%）。肿瘤防治知识获取途径排在前三位的分别为"广播或电视（81.2%）""书报、海报或宣传册（37.0%）""家人朋友（31.6%）"。此外，研究对象普遍认为，"广播或电视（73.8%）""医生或其他专业人士（39.1%）""医院或社区的讲座（34.3%）"是更容易接受的肿瘤防治知识的主要传播途径。但接收到肿瘤防治知识后，仅有46.6%的研究对象会查找相关内容或核实该知识的真实性。参加完该项目后，64.5%的研究对象认为自己更加关注癌症相关信息（597名），50.4%的研究对象认为自己对如何预防癌症有所了解（467名），47.7%的研究对象了解了癌症早期信号（442名）。69.1%的调查对象具备基本的肿瘤防治健康素养，普通人群和随访人群的肿瘤防治健康素养水平差异无统计学意义（$P=1.000$）。

（三）主要发现和建议

1. 北京市居民肿瘤防治健康素养水平较高。
2. 在实施项目的同时开展健康教育具有重要的意义。
3. 充分利用专业渠道开展健康教育和健康促进。

二、居民"四早"意识及需求情况和肿瘤健康素养水平分析

（一）基本情况

本研究所收集的北京市六区29个项目点的样本量共计1944名，普通人群和随访人群分别为1018名和926名。各城区项目点数目、样本量、普通人群和随访人群例数详见表8-1。

表8-1　基本情况：纳入项目点信息及样本量

城区	项目点数目（社区）	合计	普通人群	随访人群
东城区	7	213	150	63
西城区	4	369	150	219
海淀区	6	271	200	71
朝阳区	2	353	200	153
丰台区	3	208	150	58
石景山区	7	530	168	362
合计	29	1944	1018	926

本研究最终纳入1944名研究对象，平均年龄为（55.5±10.6）岁，男性占43.6%。其中，普通人群平均年龄为（53.5±12.2）岁，男性占44.3%；随访人群平均年龄为（57.8±7.7）岁，男性占42.8%。接受大学及以上教育者占总体的27.9%，其中普通人群占33.5%，随访人群占21.8%。家庭收入高于6.0万元者占60.7%，其中普通人群占69.0%，随访人群占51.3%。自评有/无患癌风险的患者分别占34.7%和45.3%，另有20.0%患者表示不清楚自身是否有患癌风险。详见表8-2。

表8-2　基本情况：调查对象基本信息

变量	合计		普通人群		随访人群	
	人数	构成比（%）	人数	构成比（%）	人数	构成比（%）
年龄（岁）						
≤39	125	6.4	125	12.3	0	0.0
40～49	372	19.1	219	21.5	153	6.5
50～59	693	35.6	326	32.0	367	39.6
60～69	628	32.3	264	25.9	364	39.3
≥70	126	6.5	84	8.3	42	4.5
性别						
男	847	43.6	451	44.3	396	42.8
女	1097	6.4	567	55.7	530	57.2
婚姻状况						
未婚	39	2.0	33	3.2	6	0.6
同居	19	1.0	17	1.7	2	0.2
已婚	1774	91.3	904	88.8	870	97.0
离婚	40	2.1	22	2.2	18	1.9
丧偶	72	3.7	42	4.1	30	3.2
文化程度						
小学及以下	145	7.5	78	7.7	67	7.2
初中	616	31.7	298	29.3	318	34.3
高中/中专	641	33.0	301	29.6	340	36.7
大学及以上	541	27.9	341	33.5	201	21.8
职业						
事业单位人员/公务员	333	17.1	237	23.3	96	10.4
企业人员/工人	298	15.3	149	14.6	149	16.1
公司职员	108	5.6	78	7.7	30	3.2
个体户	41	2.1	34	3.3	7	0.8
自由职业	84	4.3	62	6.1	22	2.4
农民/农民工	130	6.7	74	7.3	56	6.0
无业人员	91	4.7	52	5.1	39	4.2
退休	836	43.0	328	32.2	508	54.9
其他	23	1.2	4	0.4	19	2.1
家庭人口数（中位数）	3（2～4）		3（2～4）		3（2～4）	
家庭年收入（万元）						
2.0以下	93	4.8	35	3.4	58	6.3
2.0～3.9	272	14.0	81	8.0	191	20.6
4.0～5.9	359	18.5	168	16.5	191	20.6
6.0～7.9	443	22.8	231	22.7	212	22.9

续表

变量	合计		普通人群		随访人群	
	人数	构成比（%）	人数	构成比（%）	人数	构成比（%）
8.0~14.9	526	27.1	314	30.8	212	22.9
15.0及以上	209	10.8	158	15.5	51	5.5
不清楚或无法提供	42	2.2	31	3.0	11	1.2
患癌风险自评						
自评有患癌风险	675	34.7	344	33.8	331	35.7
自评无患癌风险	881	45.3	450	44.2	431	46.5
不清楚	388	20.0	224	22.0	164	17.7
合计	1944	100.0	1018	52.4	926	47.6

注：调查数据有缺失，文化程度、婚姻和家庭年收入的样本量分别为1943、1944、1944名。

（二）意识及需求描述

1．预防意识分析　1944名研究对象针对9个问题的正确回答率为64.9%~97.5%（普通人群为63.1%~97.7%，随访人群为65.0%~98.5%），女性针对雌激素会增加乳腺癌发病风险的预防意识（64.9%）、预防吸烟的意识（69.2%）、减少饮酒的意识（80.4%）等问题的正确回答率普遍相对较低。详见表8-3。

2．早发现意识分析　得知癌症危险因素后，自我评估有患癌风险、不具有患癌风险、不清楚者分别占总体的34.7%、45.3%、20.0%，其中普通人群分别占33.8%、44.2%、22.0%，随访人群分别占35.7%、46.5%、17.7%。

675名自评有患癌风险的研究对象中，会考虑检查/体检/筛查、不会考虑检查/体检/筛查、不清楚者分别占91.6%、5.5%、2.9%，其中随访人群考虑检查/体检/筛查的比例相对较高（93.4%），较普通人群（89.8%）高3.6%。有81名回答了不会考虑检查/体检/筛查的原因，其中认为检查太烦琐费精力（67.6%）或觉得身体没有出现症状故没必要检查（48.6%）的比例相对较高。进一步按照人群分组分析，其中普通人群不会考虑检查/体检/筛查的占比高于总体水平（6.7%），首要原因同样是认为检查太烦琐费精力（73.9%），而随访人员（4.2%）的首要原因除上述（57.1%）以外，还有恐惧检查可能带来的痛苦（57.1%）。

1944名研究对象定期参加体检和无定期体检者分别占81.6%（1587名）和18.4%（357名），其中普通人群定期体检率（82.6%）高于随访人群（80.6%）。定期参加体检的对象中，参加单位体检的比例最高（55.8%），分别达到61.6%和49.2%。随访人群体检项目包括癌症筛查的比例较高（56.8%）；如果不包括癌症筛查项目，该人群自费进行癌症相关项目检查的意愿较高（41.5%）。无定期体检的357名研究对象中，具有体检意愿、没有意愿及不明确者分别占60.5%（216名）、23.0%（82名）和16.5%（59名），随访人群意愿较高（63.3%，114名）。没有意愿参加定期体检的主要原因为"自感没必要（68.3%）"。

表8-3　普通人群和随访人群的肿瘤预防意识

变量	普通人群		随访人群		合计	
	人数	构成比（%）	人数	构成比（%）	人数	构成比（%）
吸烟	259	25.4	234	25.3	493	25.4
得知吸烟能降低患肺癌概率						
会戒烟/减少吸烟	189	73.0	152	65.0	341	69.2
不会戒烟/减少吸烟或不清楚	70	27.0	82	35.0	152	30.8
不吸烟	759	74.6	692	74.7	1451	74.6
得知被动吸烟会增加患肺癌的概率						
会介别人在附近抽烟或会劝诫亲友戒烟	708	93.3	620	89.6	1328	91.5
不会介意别人在附近抽烟或劝诫亲友戒烟或不清楚	51	6.7	72	10.4	123	8.5
饮酒	270	26.5	270	29.2	540	27.8
得知饮酒能增加患多种患癌概率						
会减少饮酒量	231	85.6	203	75.2	434	80.4
不会减少酒量或不清楚	39	14.4	67	24.8	106	19.6
不饮酒	748	73.5	656	70.8	1404	72.2
得知饮酒能增加患多种患癌概率						
会劝诫亲友减少饮酒	703	94.0	587	89.5	1290	91.9
不会劝诫亲友减少饮酒或不清楚	45	6.0	69	10.5	114	8.1
得知吃纤维类食物（蔬菜等）能预防结肠癌						
会适当多吃纤维类食物	995	97.7	900	97.2	1895	97.5
不多吃纤维类食物或不清楚	23	2.3	26	2.8	49	2.5
得知饮食过烫、使用腌制食品或嚼食槟榔会增加患食管癌的概率						
会减少对过烫饮食、腌制食	945	92.8	889	96.0	1834	94.3

续表

变量	普通人群		随访人群		合计	
	人数	构成比（%）	人数	构成比（%）	人数	构成比（%）
不会减少对槟榔饮食、腌制食品或槟榔的摄取或不清楚	73	7.2	37	4.0	110	5.7
得知感染幽门螺杆菌会增加患胃癌的概率，外出就餐时						
会注意使用公筷	880	86.4	835	90.2	1715	88.2
不会注意使用公筷或不清楚	138	13.6	91	9.8	229	11.8
得知食用霉变坚果、干果、粮食等会增加患肝癌概率						
会杜绝食用霉变食物	975	95.8	912	98.5	1887	97.1
不会杜绝食用霉变食物或不清楚	43	4.2	14	1.5	57	2.9
得知乙肝能增加患肝癌的概率						
会支持通过接种乙肝疫苗来避免感染乙肝	929	91.3	838	90.5	1767	90.9
不会支持通过接种乙肝疫苗来避免感染乙肝或不清楚	89	8.7	88	9.5	177	9.1
得知使用雌激素治疗更年期综合征会增加患乳腺癌的概率（仅女性）						
还会接受	190	33.5	139	28.5	329	31.2
不会接受	358	63.1	327	67.0	685	64.9
不清楚	19	3.4	22	4.5	41	3.9
得知锻炼能降低患癌的概率						
会增加锻炼	976	95.9	898	97.0	1874	96.4
不会增加锻炼或不清楚	42	4.1	28	3.0	70	3.6

有意愿推荐亲友做癌症筛查、无意愿推荐亲友做癌症筛查、没有明确态度者分别占77.0%（1496名）、14.7%（285名）、8.4%（163名），随访人群建议亲友做癌症筛查的比例更高（79.9%）。不推荐亲友做癌症筛查的主要原因是认为"没有必要建议，亲友已很注意这些（59.3%）"和"觉得亲友都很健康（53.3%）"。

详见表8-4。

表8-4 一般社区居民和随访人群的早发现意识

变量	普通人群		随访人群		合计	
	人数	构成比（%）	人数	构成比（%）	人数	构成比（%）
得知癌症危险因素后，自我评估患癌风险	1018	52.4	926	47.6	1944	100
有患癌风险	344	33.8	331	35.7	675	34.7
会考虑检查/体检/筛查	309	89.8	309	93.4	618	91.6
不清楚	12	3.5	8	2.4	20	2.9
不会考虑检查/体检/筛查	23	6.7	14	4.2	37	5.5
不会考虑的原因：						
经济原因	11	47.8	4	28.6	15	40.5
时间原因	8	34.8	2	14.3	10	27.0
检查太烦琐费精力	17	73.9	8	57.1	25	67.6
检查可能带来痛苦	4	17.4	8	57.1	12	32.4
觉得身体没出现症状，没必要	14	60.9	4	28.6	18	48.6
身体条件不允许	0	0.0	0	0.0	0	0.0
无人陪同	0	0.0	0	0.0	0	0.0
其他	0	0.0	1	7.1	1	2.7
无患癌风险	450	44.2	431	46.5	881	45.3
不清楚	224	22.0	164	17.7	388	20.0
有定期体检	841	82.6	746	80.6	1587	81.6
体检形式						
单位体检	518	61.6	367	49.2	885	55.8
个人自费体检	231	27.5	240	32.2	471	29.7
其他	89	10.6	120	16.1	209	13.2
不清楚	3	0.4	19	2.5	22	1.4
体检项目包括癌症筛查	447	53.2	424	56.8	871	54.9
体检项目不包括癌症筛查	329	39.1	258	34.6	587	37.0
会坚持3~5年自费癌症筛查	130	39.5	107	41.5	237	40.4
不清楚	46	14.0	37	14.3	83	14.1
不清楚的原因：						
经济原因	14	30.4	3	8.1	17	20.5
时间原因	18	39.1	9	24.3	27	32.5

变量	普通人群		随访人群		合计	
	人数	构成比（%）	人数	构成比（%）	人数	构成比（%）
筛查太烦琐费精力	22	47.8	17	45.9	39	47.0
筛查可能带来痛苦	7	15.2	9	24.3	16	19.3
觉得身体没出现症状，没必要	33	71.7	28	75.7	61	73.5
其他	0	0.0	1	2.7	1	1.2
不会坚持3～5年自费癌症筛查	153	46.5	114	44.2	267	45.5
不会坚持的原因：						
经济原因	42	27.5	32	28.1	74	27.7
时间原因	49	32.0	27	23.7	76	28.5
筛查太烦琐费精力	77	50.3	53	46.5	130	48.7
筛查可能带来痛苦	20	13.1	13	11.4	33	12.4
觉得身体没出现症状，没必要	117	76.5	60	52.6	177	66.3
其他	0	0.0	2	1.8	2	0.7
不清楚	65	7.7	64	8.6	129	8.1
无定期体检	177	17.4	180	19.4	357	18.4
得知定期体检有助于发现癌前病变或早期癌症						
会做含癌筛查体检	102	57.6	114	63.3	216	60.5
不清楚	34	19.2	25	13.9	59	16.5
不做含癌筛查体检	41	23.2	41	22.8	82	23.0
不做的主要原因：						
经济原因	22	53.7	9	22.0	31	37.8
时间原因	14	34.1	13	31.7	27	32.9
筛查太烦琐费精力	26	63.4	18	43.9	44	53.7
筛查可能带来痛苦	1	2.4	3	7.3	4	4.9
觉得身体没出现症状，没必要	28	68.3	28	68.3	56	68.3
其他	1	2.4	0	0.0	1	1.2
会建议亲朋好友做癌症筛查	756	74.3	740	79.9	1496	77.0
不清楚	97	9.5	66	7.1	163	8.4
不会建议亲朋好友做癌症筛查	165	16.2	120	13.0	285	14.7
不建议做癌症筛查的主要原因：						
亲友已在定期癌症筛查	19	11.5	5	4.2	24	8.4
没有必要建议，亲友已很注意这些	109	66.1	60	50.0	169	59.3
觉得亲友都很健康	95	57.6	57	47.5	152	53.3
觉得应该咨询相关专业人士	46	27.9	23	19.2	69	24.2
其他	3	1.8	5	4.2	8	2.8

3．早诊断意识分析 假如自己体检查出异常结果，选择进一步就医寻求确诊、不就医、视情况而定及拒绝回答的研究对象分别占93.9%（1825名）、1.0%（19名）、4.7%（92名）和0.4%（8名），而普通人群及时寻医确诊的比例更高（94.9%）。对于假如自己体检中查出异常结果的情况，共有33名研究对象回答了不去医院进行确诊的原因，选择"太烦琐费精力（57.9%）""觉得身体没症状，没必要（57.9%）""时间原因（26.3%）"的比例相对较高；普通人群和随访人群不去医院进一步确诊的首要原因同样为"太烦琐费精力（62.5%、54.5%）"。

假如亲人/好朋友体检中查出异常结果，选择进一步就医寻求确诊、不就医、视情况而定及拒绝回答者分别占94.7%（1841名）、0.4%（8名）、4.0%（78名）和0.9%（17名），普通人群推荐比例更高（96.0%）。有14名研究对象回答了不建议其去医院进一步确诊的原因，选择"没有必要建议，亲友会主动去的（62.5%）""觉得其身体没出现症状，没必要（62.5%）"的比例相对较高；普通人群和随访人群不去医院进一步确诊的首要原因均为"没有必要建议，亲友会主动去的（75.0%、50.0%）"。详见表8-5。

表8-5 一般社区居民和随访人群的早诊断意识

变量	普通人群		随访人群		合计	
	人数	构成比（%）	人数	构成比（%）	人数	构成比（%）
假如体检查出异常结果，会否及时去医院寻求确诊						
会	966	94.9	859	92.8	1825	93.9
视情况而定	41	4.0	51	5.5	92	4.7
拒绝回答	3	0.3	5	0.5	8	0.4
不会	8	0.8	11	1.2	19	1.0
不会去医院做进一步诊断的主要原因：						
经济原因	2	25.0	2	18.2	4	21.1
时间原因	2	25.0	3	27.3	5	26.3
太烦琐费精力	5	62.5	6	54.5	11	57.9
进一步诊断可能带来痛苦	0	0.0	2	18.2	2	10.5
觉得身体没症状，没必要	4	50.0	7	63.6	11	57.9
其他	0	0.0	0	0.0	0	0.0
如果亲朋好友体检查出异常结果，会否建议其及时去医院寻求确诊						
会	977	96.0	864	93.3	1841	94.7
视情况而定	35	3.4	43	4.6	78	4.0
拒绝回答	2	0.2	15	1.6	17	0.9
不会	4	0.4	4	0.4	8	0.4
不建议去医院寻求确诊的主要原因：						
没有必要建议，亲友会主动去的	3	75.0	2	50.0	5	62.5
太烦琐，浪费其精力	0	0.0	1	25.0	1	12.5
进一步诊断可能带来痛苦	2	50.0	0	0.0	2	25.0
觉得其身体没有出现症状，没必要	4	100.0	1	25.0	5	62.5
其他	0	0.0	1	25.0	1	12.5

　　4. 早治疗意识分析　假如体检被确诊为癌前病变或癌症，选择积极治疗、不治疗、视情况而定、拒绝回答的研究对象分别占92.8%（1804名）、0.9%（18名）、5.5%（107名）和0.8%（18名），随访人群及时治疗的比例相对更高（93.3%）。对于假如被确诊为癌前病变或癌症的情况，36名研究对象回答了不会治疗的原因，选择"治疗可能带来痛苦（50.0%）"和"身体状况差，不能治疗（44.4%）"的比例相对较高；普通人群不治疗的首要原因同样为恐惧治疗可能带来的痛苦（53.3%），但随访人群不治疗的各类原因均占33.3%。

　　假如直系亲属被确诊为癌前病变或癌症，鼓励其积极治疗、不治疗、视情况而定及拒绝回答者分别占93.7%（1821名）、0.4%（8名）、4.6%（89名）和1.3%（26名），普通人群推荐比例更高（94.4%）。17名研究对象回答了不鼓励其治疗的原因，选择"经济原因（50.0%）"和"治疗可能带来痛苦（50.0%）"的比例相对较高；普通人群不建议其积极治疗的主要原因为"时间因素（75.0%）"和"经济因素（75.0%）"，而随访人群主要为"治疗可能带来痛苦（50.0%）"和"身体状况差，不能治疗（50.0%）"。详见表8-6。

表8-6　一般社区居民和随访人群的早治疗意识

变量	普通人群		随访人群		合计	
	人数	构成比（%）	人数	构成比（%）	人数	构成比（%）
假如被确诊为癌前病变或癌症，会否积极治疗						
会	940	92.3	864	93.3	1804	92.8
视情况而定	55	5.4	52	5.6	107	5.5
拒绝回答	8	0.8	7	0.8	15	0.8
不会	15	1.5	3	0.3	18	0.9
不会积极治疗的主要原因：						
经济原因	6	40.0	1	33.3	7	38.9
时间原因	2	13.3	1	33.3	3	16.7
治疗可能带来痛苦	8	53.3	1	33.3	9	50.0
身体状况差，不能治疗	7	46.7	1	33.3	8	44.4
早期治疗的效果不明确	6	40.0	1	33.3	7	38.9
其他	1	6.7	1	33.3	2	11.1
如果直系亲属被确诊为癌前病变或癌症，会否鼓励其积极治疗						
会	961	94.4	860	92.9	1821	93.7
视情况而定	36	3.5	53	5.7	89	4.6
拒绝回答	17	1.7	9	1.0	26	1.3
不会	4	0.4	4	0.4	8	0.4
不会鼓励亲人积极治疗的主要原因：						
经济原因	3	75.0	1	25.0	4	50.0
时间原因	3	75.0	0	0.0	3	37.5
治疗可能带来痛苦	2	50.0	2	50.0	4	50.0
身体状况差，不能治疗	0	0.0	2	50.0	2	25.0
早期治疗的效果不明确	1	25.0	1	25.0	2	25.0
其他	0	0.0	2	0.0	2	25.0

5. 对肿瘤防治知识的需求及途径分析　1811名研究对象中，需要了解更多的肿瘤防治知识和不需要了解者分别占81.0%（1574名）和12.2%（237名），普通人群对相关知识的需求更高（85.4%）。在肿瘤患病的诱因、预防途径、症状表现、诊断方法、治疗方法方面，普通人群的需求率高于随访人群，分别为64.3%、84.6%、74.1%、16.2%和28.1%；在治疗费用方面，随访人群的需求率更高（10.2%）。237名认为不需要了解更多肿瘤防治知识的研究者回答了相关原因，主要为"对相关防治知识不感兴趣（52.3%）"和"已经了解相关防治知识（32.1%）"。

平时的肿瘤防治知识获取途径排在前三位者分别为"广播或电视（81.2%）""书报、海报或宣传册（37.0%）""家人朋友（31.6%）"，其中，普通人群和随访人群肿瘤防治知识的主要获取途径均为"广播或电视"。此外，研究对象普遍认为"广播或电视（73.8%）""医生或其他专业人士（39.1%）""医院或社区的讲座（34.3%）"是更易被接受的肿瘤防治知识主要传播途径。但接收到肿瘤防治知识后，46.6%的研究对象会查找相关内容或核实该知识的真实性，普通人群占比更高（48.2%），随访人员相对较少（44.7%）。

参加完该项目后，64.5%的研究对象认为自己更加关注癌症相关信息（597名），50.4%的研究对象认为自己对如何预防癌症有所了解（467名），47.7%的研究对象了解了癌症早期信号（442名），但仍有12.7%的研究对象认为自己无收获（118名）。详见表8-7。

表8-7　一般社区居民和随访人群对肿瘤防治知识的需求及获取途径

变量	普通人群		随访人群		合计	
	人数	构成比（%）	人数	构成比（%）	人数	构成比（%）
需要了解更多的肿瘤防治知识	869	85.4	705	76.1	1574	81.0
希望获得的主要肿瘤防治知识类型：						
肿瘤患病的诱因	559	64.3	411	58.3	970	61.6
预防途径	735	84.6	566	80.3	1301	82.7
症状表现	644	74.1	465	66.0	1109	70.5
诊断方法	141	16.2	113	16.0	254	16.1
治疗方法	244	28.1	157	22.3	401	25.5
治疗费用	57	6.6	72	10.2	129	8.2
其他	1	0.1	3	0.4	4	0.3
不需要了解更多的肿瘤防治知识	81	8.0	156	16.8	237	12.2
不需要了解的主要原因：						
已经了解相关防治知识	29	35.8	47	30.1	76	32.1
没有时间去了解	21	25.9	32	20.5	53	22.4
对相关防治知识不感兴趣	42	51.9	82	52.6	124	52.3

续表

变量	普通人群		随访人群		合计	
	人数	构成比（%）	人数	构成比（%）	人数	构成比（%）
没有精力去了解	28	34.6	20	12.8	48	20.3
其他	3	3.7	13	8.3	16	6.8
平时的肿瘤防治知识主要来源						
广播或电视	819	80.5	760	82.1	1579	81.2
书报、海报或宣传册	387	38.0	333	36.0	720	37.0
家人朋友	343	33.7	271	29.3	614	31.6
医生或其他专业人士	327	32.1	232	25.1	559	28.8
医院或社区的讲座	313	30.7	223	24.1	536	27.6
计算机	165	16.2	91	9.8	256	13.2
手机或平板	177	17.4	167	18.0	344	17.7
肿瘤防治项目	60	5.9	28	3.0	88	4.5
其他	4	0.4	9	1.0	13	0.7
更易被接受的肿瘤防治知识主要传播途径						
广播或电视	746	73.3	688	74.3	1434	73.8
书报、海报或宣传册	335	32.9	273	29.5	608	31.3
家人朋友	238	23.4	199	21.5	437	22.5
医生或其他专业人士	437	42.9	324	35.0	761	39.1
医院或社区的讲座	408	40.1	258	27.9	666	34.3
计算机	170	16.7	75	8.1	245	12.6
手机或平板	191	18.8	137	14.8	328	16.9
肿瘤防治项目	98	9.6	43	4.6	141	7.3
其他	0	0.0	8	0.9	8	0.4
接收到肿瘤防治知识后，是否会查找相关内容或核实该知识的真实性						
是	491	48.2	414	44.7	905	46.6
否	269	26.4	259	28.0	528	27.2
视情况而定	258	25.3	253	27.3	511	26.3
参加《城市癌症早诊早治项目》最大的收获						
无收获	-	-	118	12.7	118	12.7
更加关注癌症相关信息	-	-	597	64.5	597	64.5
了解如何预防癌症	-	-	467	50.4	467	50.4
了解癌症早期信号	-	-	442	47.7	442	47.7
了解癌症早治疗的优势	-	-	180	19.4	180	19.4
其他	-	-	5	0.5	5	0.5

（三）肿瘤健康素养水平分析

1. 不同分类居民的肿瘤健康素养水平　69.1%的调查对象具备基本的肿瘤防治健康素养，其中普通人群和随访人群的肿瘤防治健康素养水平分别为69.2%和69.1%，两组人群的肿瘤防治健康素养水平比较差异无统计学意义（$P=1.000$）。不同性别、年龄、文化程度、职业、家庭年收入、患癌风险自评人群的肿瘤防治健康素养水平比较差异均有统计学意义（$P<0.05$），不同婚姻状况人群的肿瘤防治健康素养水平比较差异无统计学意义（$P>0.05$）。

与女性、40~49岁、大学及以上学历、事业单位人员/公务员、家庭年收入6.0万~14.9万、自评无患癌风险人群相比，男性、≥70岁、小学及以下学历、农民/农民工、家庭年收入2.0万~5.9万、患癌风险自评不清楚的人群的肿瘤防治健康素养水平更低。详见表8-8。

表8-8　不同分类居民的肿瘤健康素养水平比较

组别	分类	调查人数	肿瘤健康素养水平/%	χ^2值	P值
人群分类					
	普通人群	1018	69.2	0.000	1.000
	随访人群	926	69.1		
性别					
	男性	847	54.8	144.935	<0.001
	女性	1097	80.2		
年龄（岁）					
	≤39	126	73.8	13.195	0.010
	40~49	371	75.7		
	50~59	693	67.2		
	60~69	617	67.7		
	≥70	137	62.8		
婚姻状况					
	已婚	1774	69.0	0.184	0.728
	未婚/同居/离婚/丧偶及其他	170	70.6		
文化程度					
	小学及以下	145	53.1	92.855	<0.001
	初中	616	58.3		
	高中/中专	641	73.0		
	大学及以上	542	81.2		
职业					
	事业单位人员/公务员	333	83.5	92.403	<0.001
	企业人员/工人	298	68.5		
	公司职员	108	63.9		
	自由职业/个体户	125	64.8		
	农民/农民工	130	40.0		
	无业人员	91	58.2		
	退休及其他	859	70.7		

续表

组别	分类	调查人数	肿瘤健康素养水平/%	χ^2值	P值
2014年家庭年收入（万元）					
	＜2.0	93	65.6	22.640	＜0.001
	2.0～5.9	631	62.4		
	6.0～14.9	969	73.5		
	≥15.0	209	70.8		
患癌风险自评					
	自评有患癌风险	675	72.7	16.158	＜0.001
	自评无患癌风险	881	69.9		
	不清楚	388	61.1		
总体		1944	69.1		

2. 两类人群肿瘤健康素养水平　对于参与研究的普通人群而言，性别、年龄、学历、职业、患癌风险自评、地区均与肿瘤防治健康素养水平有关（$P<0.05$），婚姻状况和家庭年收入对肿瘤防治健康素养水平的影响差异无统计学意义（$P>0.05$）；而对于参与研究的随访人群而言，年龄对肿瘤防治健康素养水平的影响差异无统计学意义（$P>0.05$）。详见表8-9。

表8-9　普通人群和随访人群肿瘤健康素养水平比较

组别	分类	普通人群	χ^2值	P值	随访人群	χ^2值	P值
性别							
	男性	56.5	60.402	＜0.001	52.8	86.504	＜0.001
	女性	79.2			81.3		
年龄（岁）							
	≤39	74.4	10.223	0.037	-	7.554	0.109
	40～49	76.3			75.0		
	50～59	65.6			68.7		
	60～69	66.3			68.8		
	≥70	65.5			58.5		
婚姻状况							
	已婚	69.7	1.083	0.333	68.3	4.740	0.036
	未婚/同居/离婚/丧偶	64.9			82.1		
学历							
	小学及以下	51.3	60.466	＜0.001	55.2	33.781	＜0.001
	初中	56.4			60.1		
	高中/中专	72.4			73.5		
	大学及以上	81.5			80.6		

续表

组别	分类	普通人群	χ^2值	P值	随访人群	χ^2值	P值
职业							
	事业单位人员/公务员	84.4	74.309	<0.001	81.3	24.301	<0.001
	企业人员/工人	66.4			70.5		
	公司职员	67.9			53.3		
	自由职业者/个体户	64.6			65.5		
	农民/农民工	33.8			48.2		
	无业人员	57.7			59.0		
	退休及其他	70.8			70.6		
2014年家庭年收入（万元）							
	<2.0	74.3	4.960	0.291	60.3	26.084	<0.001
	2.0~5.9	63.9			61.5		
	6.0~14.9	71.0			76.7		
	≥15.0	69.0			76.5		
患癌风险自评							
	自评有患癌风险	66.0	9.059	0.011	79.8	31.802	<0.001
	自评无患癌风险	74.0			65.7		
	不清楚	64.3			56.7		
城区							
	朝阳	90.0	83.341	<0.001	52.9	27.576	<0.001
	东城	58.0			71.4		
	丰台	49.3			79.3		
	海淀	64.5			81.7		
	石景山	70.8			70.7		
	西城	76.7			70.3		
总体		69.2			69.1		

三、主要发现及建议

1. 北京市居民肿瘤防治健康素养水平较高

北京市居民肿瘤防治健康素养水平较高，普通人群和随访人群分别为69.2%和69.1%，高于我国城市居民的肿瘤防治健康素养水平（57.0%）[1]，一方面体现了北京市

[1] 董佩，石菊芳，邱五七，等. 2015—2017年中国城市居民肿瘤防治健康素养现况及相关因素分析[J]. 中华预防医学杂志，2020，54（1）：76-83.

在居民肿瘤防治工作方面的工作成绩，另一方面考虑到此次调查是在问卷提示肿瘤防治重要性的情况下，对于被访人群起到了健康教育和健康促进的作用，对健康素养水平提高也起到了促进作用。

本次调查结果发现女性健康素养水平（80.2%）高于男性（54.8%），这可能与女性更关注自身健康有关。40~49岁年龄组人群健康素养水平最高（75.7%），≥70年龄组健康素养水平最低（62.8%）；文化程度与文化素养水平成正比，大学及以上人群健康素养水平最高（81.2%）；事业单位人员/公务员最高（83.5%），农民/农民工最低（40.0%），与既往研究结果一致[1-2]，可能与高龄、文化程度较低和农村地区人群理解能力较差、肿瘤防治知识有关获取途径少有关，提示肿瘤防治知识的科普应更加关注特定人群，制订有针对性的健康教育干预策略，通过健康教育、咨询、义诊、发放宣传册页等措施为特定人群提供相关知识和信息，以促使高龄人群掌握肿瘤防治相关知识和技能、促进文化程度较低人群和农民/农民工群体改变态度和行为，最终促使行为改变。

2. 项目实施的同时开展健康教育具有重要的意义

与其他研究一致[3]，本研究表明随访人群的危险因素预防意识较高，健康素养普遍高于一般社区居民，提示公共卫生项目的实施有健康促进的作用。本次研究结果发现，随访人群自评有患癌风险的比例高于普通人群，分别为35.7%和33.8%；当得知有患癌风险后，随访人群考虑体检或筛查的意愿高于普通人群，提示随访人群的肿瘤防治健康素养水平也有相应的提高，说明城市癌症早诊早治项目对于人群早发现意识的培养具有积极的促进作用。此外，与普通人群相比，随访人群可能患病后的健康改善意愿、依从性较好。

随访人群参与过"城癌项目"，对癌症相关危险因素和知识有所接触，"城癌项目"的高危因素评估及临床筛查虽非严格意义的干预措施，但项目会产生潜在影响。我国已大量开展癌症防控的公共卫生项目，预期可大幅提高人群肿瘤预防健康素养。多数恶性肿瘤进展快、预后差，癌症确诊可在短期内提升患者预防意识；但其预防意识能否落实到实际行动是关系到治疗依从率的关键，应进一步加强引导。

3. 充分利用专业渠道开展健康教育和健康促进

居民肿瘤防治知识获取途径排在前三位者分别为"广播或电视""书报、海报或宣传册""家人朋友"，而其他的渠道，比如"医生或其他专业人士""医院或社区的讲座""手机或平板"等均占比较低。关于更容易接受的肿瘤防治知识主要传播途径问

［1］ 刘成成，石春雷，石菊芳，等.2015—2017年中国城市居民肿瘤预防意识健康素养及相关因素分析［J］.中华预防医学杂志，2020，54（1）：47-53.
［2］ 王德征，王冲，张爽，等.天津市微信虚拟社区居民癌症防治知识知晓现状及影响因素的分类树分析［J］.中国慢性病预防与控制，2018，26（12）：910-915.
［3］ 黄丽，彭山玲.癌症患者健康素养现状及其影响因素［J］.解放军护理杂志，2016，33（2）：17-20，25.

题，排在首位的仍然是"广播或电视"，选择"医生或其他专业人士"和"医院或社区的讲座"的选项排到了第二、三位，提示无论是社区居民还是随访人群，都更愿意相信医生和专业渠道提供的信息，而实际的信息获取途径却有偏差。"广播或电视"是居民最容易接受也是目前获取肿瘤防治知识的主要途径，提示应更多地通过此类渠道科普和宣传相关防治知识，同时通过专业渠道和其他多种途径普及肿瘤防治知识，以满足居民的多层次需求，提高居民肿瘤防治意识和健康素养水平。

附件1

表ST1实际筛查服务提供方调查表

您好！国家重大公共卫生服务项目——《城市癌症早诊早治项目》从2012年启动后已走过两个年头。借此，我们希望了解一下您在实际参加项目工作过程中的一些客观情况、主观感受以及对项目的建议。您的参与将对项目全国层面的可持续性评价提供重要信息，谢谢您的支持！

一、基本情况

编码	问题	选项	请在此列选择/填写您个人的信息
1.1	您的姓名	请在右列填写→	
1.2	您的实足年龄	请在右列填写→	|__|__|岁
1.3	性别	1=男； 2=女	|__|
1.4	最高受教育程度	1=初中及以下； 2=高中/中专； 3=大学/大专； 4=硕士； 5=博士	|__|
1.5	所在省市	请文字说明→	
1.6	所在机构类型	1=医院； 2=疾病预防与控制中心； 3=社区中心； 4=其他，请说明	|__|，具体机构名称为：
1.7	所在科室	请文字说明→	
1.8	职称系列	1=医师； 2=技师； 3=护师； 4=研究员； 5=科员； 6=其他，请说明	|__|
1.9	职称级别	1=正高； 2=副高； 3=中级； 4=初级； 5=临聘人员； 6=其他，请说明	|__|
1.10	职务	1=院级/疾控中心/社区中心管理人员； 2=科室级管理人员或工作组负责人； 3=科室一般工作人员	|__|
1.11	您在当地《城市癌症早诊早治项目》中的角色	1=院级/疾控中心级宏观协调管理人员； 2=具体负责项目运行的管理人员； 3=具体承担项目的一线工作人员（包括临床医技护、疾控系统、社区等）； 4=其他，请说明	|__|
1.12	若为一线工作人员，您参与的具体项目是	1=高危问卷评估； 2=上消化道镜检查； 3=全肠镜检查； 4=病理制片； 5=病理读片； 6=肝脏B超； 7=血液AFP检测； 8=肺部CT扫描； 9=肺部CT读片； 10=女性乳腺超声； 11=女性乳腺钼靶； 12=其他，请说明	|__|__|__|（可多选）

二、客观工作负荷

2.1 在划定总体时间跨度内，您个人参与项目工作的时间跨度约为（各省总体时间跨度不同，详见下表）？

省市自治区	总体时间跨度	请选择您方便计算的时间单位
北京、河北、黑龙江、辽宁、山东、湖南、重庆、甘肃	2013年10月—2014年10月	|__|__|.|__|周或|__|__|.|__|月
河南、浙江、江苏、新疆	从2013年10月至今	|__|__|.|__|周或|__|__|.|__|月
山西、安徽、广西、云南	从2014年10月至今	|__|__|.|__|周或|__|__|.|__|月

2.1.1 在这段时间里，您工作开展较为集中的时间跨度大概是？

|__|__|.|__|周或|__|__|.|__|月

2.2 与日常工作强度相比，您集中开展相关工作的这段时间内，平均全天的工作量是否有增加？ |__|

1＝基本没有（转至问题2.5）；　　　　2＝有增加，但基本还能承受；

3＝增加较多，快承受不来；　　　　　4＝压力太大，再也不想做了

2.3 在项目集中开展期间，为完成项目工作，您一周平均需要额外加班几小时？

|__|.|__|小时

1＝＜2小时；

2＝2～4小时；（指超出日常8小时工作制外的时间）

3＝5～8小时；　　　　　　　　　　4＝9～16小时；

5＝＞16小时；　　　　　　　　　　6＝其他，请说明：_____

2.4 所在机构是否有为您参加本项目投入额外的时间和精力提供过报酬或补偿？

|__|

1＝无（转至2.5）；　　　　　　　　2＝有，已兑现；

3＝有，但尚未兑现

2.4.1 若有，具体形式为？ |__|

1＝劳务费，按筛查人数发放，多劳多得；　　2＝劳务费，可能大家都一样；

3＝后补假期；　　　　　　　　　　4＝其他，请说明：_____

2.5 以上问题若未能恰当反映您的客观负荷，请说明：_____

三、个人主观感受及建议

3.1 通过参加项目您觉得最大的收获是（可双选，最主要的优先列出）？ ⊔⊔⊔

　　1＝物质回报；

　　2＝通过项目技术培训和质控提升了专业技能；

　　3＝行业交流和联络范围得到扩展；

　　4＝通过项目提升个人/团队/机构在当地的影响和口碑；

　　5＝通过开展公共卫生项目为更多人送去健康的社会价值感的提升；

　　6＝其他，请说明：＿＿＿＿＿＿＿＿＿＿＿＿＿＿＿＿＿＿＿＿＿＿＿；

　　7＝基本没收获

3.2 在项目工作开展过程中，您本人遇到的主要的困难在于（可双选，最主要的优先列出）？ ⊔⊔⊔

　　1＝没遇到太大困难；　　　　　　　2＝物质激励力度不够，干活没有积极性；

　　3＝特定检查不同技术环节间的衔接；

　　4＝项目筛查与常规诊疗在信息采集方面不一致造成的困难和重复劳动；

　　5＝不同部门间的协调沟通；　　　　6＝不同机构间的信息沟通和衔接；

　　7＝其他，请说明：＿＿＿＿＿＿＿＿＿＿＿＿＿＿＿＿＿＿＿＿＿＿＿

3.3 就参加项目工作的激励补偿方面，每一例评估/筛查的劳务报酬达到多少额度时，您会考虑可以额外加班承担工作（只填写您参与的筛查项目，与1.12呼应）？

评估/筛查项目	劳务报酬额度阈值（元）	评估/筛查项目	劳务报酬额度阈值（元）
高危人群评估问卷		肝脏B超	
上消化道镜检查		血液AFP检测	
全肠镜检查		肺部低剂量螺旋CT-操作技师	
病理制片		肺部低剂量螺旋CT-读片医师	
病理读片		女性乳腺超声	
其他，请说明		女性乳腺钼靶	

3.4 若此类项目拟长期常规运行，您觉得像您一样的同事是否愿意提供相关筛查服务？ ⊔

　　1＝愿意；　　　　　　　　　　2＝不愿意（转3.4.2）；

　　3＝其他，请说明：＿＿＿＿＿＿＿＿＿＿＿＿＿＿＿＿＿＿＿＿＿＿＿

3.4.1 若愿意，您认为主要原因可能是（可双选，最主要的优先列出）？ |_|_|

    1＝能为单位和科室带来经济效益；   2＝能为个人带来额外收入；

    3＝能通过项目提升个人/团队的专业技能；   4＝能扩展行业交流和联络范围；

    5＝通过项目提升个人/团队在当地的影响和口碑；

    6＝其他，请说明：_____（转3.5）

3.4.2 若不愿意，您认为主要原因可能是（可双选，最主要的优先列出）？ |_|_|

    1＝项目运行干扰了日常工作；   2＝工作量超负荷；

    3＝筛查会带来过度诊断，增加了不必要损伤；   4＝个别检查的人群依从性差；

    5＝个别检查存在较大的并发症风险，不宜在大人群中开展；

    6＝绝大部分参加筛查的人没有病变，一定程度地浪费了医院的专业资源；

    7＝其他，请说明：_____（转3.5）

3.5 您会建议将该类项目的临床筛查主体承担机构设置在以下哪类或哪级机构？

                                                 |_|

    1＝省市级综合医院；   2＝省市级肿瘤专科医院；

    3＝区县级医院；   4＝乡镇卫生院/社区医院/社区卫生服务中心；

    5＝专业体检机构；   6＝其地机构，请说明：_____

3.6 癌症筛查是由临床或实验室技术支撑的人群预防项目，关于主导机构，您觉得谁更具优势？ |_|

    1＝疾病预防与控制中心一方主导；   2＝医院一方主导；

    3＝疾控中心与医院联合主导；   4＝社区卫生服务中心一方主导；

    5＝其地，请说明：_____

3.7 为了让项目有序长效开展，请提出更多宝贵建议：

3.7.1 管理层面：_____

_____

3.7.2 技术层面：_____

_____

3.7.3 其他方面：_____

_____

四、填表信息

4.1 填表方式：

　　1＝对象本人填写，填表日期为：|__|__|__|__|年|__|__|月|__|__|日

　　2＝调查员面对面访谈，调查员签字：_____访谈日期为：|__|__|__|__|年|__|__|月|__|__|日

　　3＝其他，请说明：_____

4.2 信息审核员姓名（签字）：_____　审核日期：|__|__|__|__|年|__|__|月|__|__|日

附件2
表ST2潜在筛查服务提供方调查表

您好!《城市癌症早诊早治项目》是从2012年启动的一项国家重大公共卫生服务项目,主要是为我国十几个省市的城市居民提供五大类常见癌症的筛查服务(包括肺癌、上消化道癌、大肠癌、乳腺癌和肝癌),该项目也包含国家提供的专项技术培训、工作质量控制以及考核,以及以中央转移支付地方的形式给予的财政支持(每省每年筛查一万人)。

该项目每年在不断扩大人群覆盖,而您所在的机构将来可能参加该项目或其他类似癌症筛查项目。通过本次调查,我们希望了解一下,作为机构不同级别的管理或专业人员,您个人对机构承担人群癌症筛查早诊早治的一些情况和想法。您的参与将对项目的可持续性评价提供重要信息,谢谢您的支持!

一、基本情况

编码	问题	选项	请在此列选择或填写您的个人信息
1.1	您的姓名	请在右列填写→	
1.2	您的实足年龄	请在右列填写→	|__|__| 岁
1.3	性别	1=男; 2=女	|__|
1.4	最高受教育程度	1=初中及以下; 2=高中/中专; 3=大学/大专; 4=硕士; 5=博士	|__|
1.5	所在省市	请文字说明→	
1.6	所在机构名称	请文字说明→	
1.7	所在科室	请文字说明→	
1.8	职称系列	1=医师; 2=技师; 3=护师; 4=研究员; 5=科员; 6=其他,请说明	|__|__|
1.9	职称级别	1=正高; 2=副高; 3=中级; 4=初级; 5=临聘人员; 6=其他,请说明	|__|__|
1.10	职务	1=院级管理人员; 2=科室级管理人员或工作组负责人; 3=科室一线工作人员	|__|__|
1.11	若为科室管理人员,您科室涉及哪些筛查诊断? 若为科室一般工作人员,您日常工作涉及哪些筛查诊断?	1=高危问卷评估; 2=上消化道镜检查; 3=全肠镜检查; 4=病理制片; 5=病理读片; 6=肝脏B超; 7=血液AFP检测; 8=肺部CT扫描; 9=肺部CT读片; 10=女性乳腺超声; 11=女性乳腺钼靶; 12=其他,请说明	|__|__|__|__| (可多选)

二、客观条件

2.1 医院概况（仅院级管理人员填写）

2.1.1 医院级别： |__|

1＝三甲；　　　　　2＝三乙；　　　　　3＝三丙；

4＝二甲；　　　　　5＝二乙；　　　　　6＝二丙；

7＝其他：_____

2.1.2 医院经济类型： |__|

1＝全民；　　　　　2＝集体；　　　　　3＝私人；

4＝合资；　　　　　5＝其他：_____

2.1.3 医院类别： |__|

1＝综合；　　　　　2＝专科；　　　　　3＝其他：_____

2.1.4 您所在医院目前的床位数为： |__|__|__|__|

2.1.5 您所在医院2013年全年门诊量为： |__|__|.|__|万人次

2.2 具体科室或工作组开展下列筛查诊断的情况（仅相关科室级管理人员或工作组负责人填写）：

筛查诊断类别	2.2.1 从预约到完成该检查平均需要几天？	2.2.2 工作人员配有几名？	2.2.3 专用设备有几套？	2.2.4 该检查日均完成多少例？	2.2.5 2013年开展了多少例该类检查？	2.2.6 就目前条件，每年估计还可多做多少例？
上消化道镜检查						
全肠镜检查						
病理检查						
肝脏B超						
血液AFP检测						
肺部低剂量螺旋CT						
女性乳腺超声						
女性乳腺钼靶						

三、管理人员主观倾向（仅院级和科室级管理人员填写）

3.1 若面向居民推出癌症筛查的公共卫生服务，国家会提供培训、工作质控和考核，也会予以财政支持（额度见下表），作为管理人员，您是否希望医院或科室整体提供该类服务？　　　　　　　　　　　　　　　　　　　　　　　　　　　|__|

　　1＝不希望；　　　　　　　　　　　　2＝尚不能决定（转3.2.2）；

　　3＝希望（转3.2.3）；　　　　　　　　4＝其他，请说明：_____（转3.3）

筛查诊断类别	补助经费额度	筛查诊断类别	补助经费额度
高危人群评估问卷	28元/人	肝脏B超＋血液AFP检测	300元/例
上消化道镜检查	450元/例	肺部低剂量螺旋CT	450元/例
全肠镜检查	450元/例	女性乳腺超声＋钼靶	300元/例

3.1.1　若不希望，最主要的原因是（可双选，最主要的优先列出）？　　　　|__||__|

　　1＝机构明确定位为临床，不提供公共卫生项目；

　　2＝硬件条件不具备，包括设备等；

　　3＝个别检查补助力度不够（检查为：_____）；

　　4＝项目运行会干扰常规诊疗工作；

　　5＝员工还不完全具备所需专业技术能力；

　　6＝工作量超负荷；

　　7＝筛查会带来过度诊断，增加了不必要损伤；

　　8＝个别检查存在较大的并发症风险，不宜在大人群中开展；

　　9＝绝大部分参加筛查的人没有病变，一定程度地浪费了医院的专业资源；

　　10＝其他，请说明：_____（答题后转3.3）

3.1.2　若尚不能决定，最主要的顾虑是？　　　　　　　　　　　　　　|__|

　　1＝担心项目开展后与日常临床诊治运作互相干扰；

　　2＝政府决策，被动执行；

　　3＝其他，请说明：_____（答题后转3.3）

3.1.3　若希望，最吸引您的原因是（可双选，最主要的优先列出）？　　　|__||__|

　　1＝能为单位和科室带来经济效益；　　　　2＝能为个人带来额外收入；

　　3＝能通过项目提升个人/团队的专业技能；　　4＝能扩展行业交流和联络范围；

　　5＝通过项目提升个人/团队在当地的影响和口碑；

　　6＝其他，请说明：_____

3.2 若常规开展该类筛查服务，您认为主要项目经费应该来自？ ☐☐

　　1＝中央财政转移支付地方；　　　　2＝地方政府支持；

　　3＝各种形式的医疗保险；　　　　　4＝患者自费；

　　5＝成立"癌症筛查专项基金"（模式举例：居民每人交20元，后续由其他渠道支付）；

　　6＝其他，请说明：＿＿＿＿＿＿＿＿＿＿＿＿＿＿＿＿＿＿＿

3.3 为了让项目有序长效开展，请提出更多宝贵建议：

＿＿＿＿＿＿＿＿＿＿＿＿＿＿＿＿＿＿＿＿＿＿＿＿＿＿＿＿＿＿

＿＿＿＿＿＿＿＿＿＿＿＿＿＿＿＿＿＿＿＿＿＿＿＿＿＿＿＿＿＿

四、一线工作人员主观倾向（仅一线工作人员填写）

4.1 就参加项目工作的激励补偿方面，每一例评估/筛查的劳务报酬达到多少额度时，您会考虑额外加班承担工作（只填写您日常工作涉及的项目，与1.10呼应）？

评估/筛查项目	劳务报酬额度阈值（元）	评估/筛查项目	劳务报酬额度阈值（元）
上消化道镜检查		肺部低剂量螺旋CT—操作技师	
全肠镜检查		肺部低剂量螺旋CT—读片医师	
病理制片		女性乳腺超声	
病理读片		女性乳腺钼靶	
肝脏B超		其他，请说明	
血液AFP检测			

4.2 通过参加项目您最希望在哪方面有所收获（可双选，最主要的优先列出）？

☐☐☐

　　1＝物质回报；

　　2＝通过项目技术培训和质控提升专业技能；

　　3＝扩展行业交流和联络范围；

　　4＝通过开展公共卫生项目为更多人送去健康的社会价值感提升；

　　5＝不愿意参加；　　　　　　　　6＝其他，请说明：＿＿＿＿＿＿＿

4.3 如参加该类项目，您最担心的环节可能在于（可双选，最主要的优先列出）？

☐☐☐

　　1＝项目运行会干扰日常工作；

　　2＝物质激励力度不够，干活没有积极性；

　　3＝特定检查不同技术环节间的衔接；

　　4＝项目筛查与常规诊疗在信息采集方面不一致造成的困难和重复劳动；

5＝个别检查存在较大的并发症风险，不宜在大人群中开展；

6＝绝大部分参加筛查的人没有病变，一定程度地浪费了医院的专业资源；

7＝其他，请说明：＿＿＿＿＿＿＿＿＿＿＿＿＿＿＿＿＿＿＿＿＿＿

4.4　为了让项目有序长效开展，请提出更多宝贵建议：

＿＿＿＿＿＿＿＿＿＿＿＿＿＿＿＿＿＿＿＿＿＿＿＿＿＿＿＿＿＿＿＿＿

五、填表信息

5.1　填表方式：

　　1＝对象本人填写，填表日期为：|＿|＿|＿|＿|年|＿||＿|月|＿||＿|日

　　2＝调查员面对面访谈，调查员签字：＿＿＿＿＿＿　访谈日期为：|＿|＿|＿|＿|年
　　|＿||＿|月|＿||＿|日

　　3＝其他，请说明：＿＿＿＿＿＿

5.2　信息审核员姓名（签字）：＿＿＿＿＿＿　审核日期：|＿|＿|＿|＿|年|＿||＿|月|＿||＿|日

表W1筛查接受度和支付意愿调查表

一、基本情况

1.1 调查对象姓名：_____

1.2 性别： 1＝男； 2＝女 |__|

1.3 对象身份证号码： |__|__|__|__|__|__|__|__|__|__|__|__|__|__|__|__|__|__|

1.4 您的现居住地址：_____市_____区_____街道/社区

1.5 您受过的最高教育： |__|
    1＝未正式上过学； 2＝小学； 3＝初中；
    4＝高中/中专； 5＝大学本科，含专科 6＝研究生及以上

1.6 您的职业： |__|
    1＝事业单位人员/公务员； 2＝企业人员/工人； 3＝公司职员；
    4＝个体户； 5＝自由职业者； 6＝农民/农民工；
    7＝无业人员； 8＝其他：_____

1.7 您的婚姻状况： |__|
    1＝未婚 2＝同居（不在婚但有伴侣）； 3＝已婚；
    4＝离婚； 5＝丧偶； 6＝其他：_____

1.8 您共同生活的家庭成员人数为？ |__|人

1.8.1 您家中需要抚养人数为（包括老人和未成年子女等）： |__|人

1.8.2 其中，需要抚养的65岁及以上老人的人数为： |__|人

1.9 您个人和家庭收支情况：

1.9.1 您个人最近五年的平均年收入为： |__|,|__|__|__|,|__|__|__|元

1.9.2　您去年家庭总收入为：　　　　　　　　|__|,|__|__|__|,|__|__|__|元

1.9.3　您去年家庭总支出为：　　　　　　　　|__|,|__|__|__|,|__|__|__|元

1.9.3.1　其中，生活消费支出为：　　　　　|__|,|__|__|__|,|__|__|__|元

1.9.3.2　其中，家庭医疗支出为：　　　　　|__|,|__|__|__|,|__|__|__|元

调查对象类别分流（调查人员根据具体情况判断）：　　　　　|__|

1=参加问卷"风险评估"初筛的普通人群个体；

2=到医疗机构接受单一临床筛查的高危个体（转下表第三部分）；

3=到医疗机构受两种及以上临床筛查的高危个体（转下表第三部分）；

4=同一天内既参加问卷"风险评估"又完成临床筛查的个体

二、对问卷"风险评估"的接受度

2.1　您通过以下哪种渠道得知今天的问卷"风险评估"活动（可多选）？

|__|__|__|__|__|__|

1=社区医生或街道居委会工作人员入户/电话通知；2=看到了小区里贴的广告；

3=自家邮箱收到一张宣传单/邀请信；　　　　　4=在电视或者广播中得知；

5=朋友、街坊邻居转告；　　　　　　　　　　　6=其他：_____

2.2　对于用问卷风险评估作为初筛手段，下面哪种描述最能反映您的想法？|__|

1=很好，因为不是每个人都需要做检查，这个评估可以过滤高危个体；

2=即便我的风险评估结果是阴性，但我还是有些担心可能被漏检，我仍想做进一

　步的临床检查；

3=即便我的风险评估结果是阳性，但我还是不想去做下一步的临床检查；

4=没有想法；

5=其他：_____

2.3　如果可以选择，您希望：　　　　　　　　　　　　　　　　　　|__|

1=就像这次一样，先做问卷风险评估，有问题再去做临床检查/筛查；

2=直接去做临床检查/筛查；　　　　　3=没有想法，听医生的安排；

4=其他：_____

（调查对象类别分流为第1类，即当天仅参加问卷"风险评估"初筛的普通个体转

下表第四部分）

三、对临床筛查技术的接受度

3.1　您通过以下哪种渠道得知您需做进一步临床筛查（可多选）？

|＿|＿|＿|＿|＿|＿|

1＝社区医生或街道居委会工作人员入户/电话通知；

2＝看到了小区里贴的通知；　　3＝自家邮箱收到通知信；

4＝朋友转告；　　5＝其他：_____

3.2　您今天完成了几项临床检查？

|＿|

1＝一项；　　2＝两项或以上（转3.5）

3.3　如果只做了一项，您做的检查是：

|＿|

1＝食管镜检查；　　2＝胃镜检查；　　3＝大肠癌-腔镜检查；

4＝肝癌-AFP＋B超检查；　　5＝肺癌-低剂量螺旋CT检查；

6＝乳腺癌-超声＋钼靶检查

3.4　您对于这种检查方法：

|＿|

1＝完全可以接受；　　2＝还算可以接受，尽管检查起来有点尴尬/难受；

3＝较难接受，检查起来觉得有些尴尬/难受；

4＝很难接受，检查起来觉得非常痛苦；

5＝其他：_____（转3.6）

3.5　如果做了两项或以上，分别有哪些（多选）？

|＿|＿|＿|＿|＿|

1＝食管镜检查；　　2＝胃镜检查；　　3＝大肠癌-腔镜检查；

4＝肝癌-AFP＋B超检查；　　5＝肺癌-低剂量螺旋CT检查；

6＝乳腺癌-超声＋钼靶检查

3.6　对于这种两项或更多检查一起做的"连环"检查法，下面哪种描述最能反映您的接受程度：

|＿|

1＝完全可以接受；

2＝还算可以接受，尽管检查起来有点尴尬/不适；

3＝较难接受，检查起来觉得有些尴尬/难受；

4＝很难接受，检查起来觉得非常痛苦；

5＝其他：_____

四、对筛查组织形式的接受度

4.1 参加这个项目的每个人都有可能需要做两项或以上的临床检查/筛查，对此，您希望：　　　　　　　　　　　　　　　　　　　　　　|__|

　　　1=跑一趟就能把所有检查都做完；

　　　2=将两项临床检查分在不同的日期做，不怕多跑几趟（转4.3）；

　　　3=跑一趟两趟无所谓；　　　　　4=其他：_____

4.2 您希望跑一趟就把所有检查都做完，是有以下考虑吗？　　　　|__|

　　　1=工作太忙，怕到时候因为有事参加不了第二项检查；

　　　2=交通费用增加；　　　　3=其他：_____（转4.4）

4.3 您希望将两项临床检查分在不同的日期做，是有以下考虑吗（可多选）？

　　　　　　　　　　　　　　　　　　　　　　　|__|__|__|__|

　　　1=一次做两个以上的项目（比如两个腔镜），身体吃不消；

　　　2=一天的等待时间太长，不如改日再来；

　　　3=其他：_____

4.4 对于这种将5～6种癌症的筛查一起"打包"完成的服务，如果完全免费，您所能接受的筛查间隔/频率是：　　　　　　　　|__|

　　　1=每年一次；　　　　　　2=每2年一次；　　　　　3=每3年一次；

　　　4=每5年一次；　　　　　5=每10年一次；　　　　　6=一辈子只做两次；

　　　7=一辈子只做一次；　　　8=其他间隔/频率：_____

4.5 对于这种将五至六种癌症的筛查一起"打包"完成的服务，如果需要您完全付费（约1500元），您所能接受的筛查间隔/频率是：　　　　|__|

　　　1=每年一次；　　　　　　2=每2年　次；　　　　　3=每3年一次；

　　　4=每5年一次；　　　　　5=每10年一次；　　　　　6=一辈子只做两次；

　　　7=一辈子只做一次；　　　8=其他间隔/频率：_____

五、对筛查和早诊早治的支付意愿

5.1 对于某单种癌症筛查，假定政府会采取每3年一次的筛查间隔长期推行下去，但政府经费可能只支持一部分费用，需由个人支付一定费用，对此，您是否愿意承担/支付部分费用？

癌变部位	筛查方法	1＝愿意（转5.3）；2＝不愿意	5.2 若您不愿意，原因是（可多选）：1＝费用难以承受；2＝没必要；3＝没时间；4＝检查痛苦；5＝其他：＿＿＿＿＿
食管	食管镜检查	⊔	⎿_|_|_|_⏌，其他：＿＿＿
胃	胃镜检查	⊔	⎿_|_|_|_⏌，其他：＿＿＿
大肠	肠镜检查	⊔	⎿_|_|_|_⏌，其他：＿＿＿
肝	血液AFP＋B超	⊔	⎿_|_|_|_⏌，其他：＿＿＿
肺	低剂量螺旋CT	⊔	⎿_|_|_|_⏌，其他：＿＿＿
乳腺	超声＋钼靶	⊔	⎿_|_|_⏌，其他：＿＿＿

5.3 若您愿意，您对各单一癌症的筛查最多愿意承担/支付多少元？

癌变部位	筛查方法	愿意承担/支付的金额（元）	
食管	食管镜检查	1＝＜50元；2＝50～99元；3＝100～149元；4＝150～199元；5＝200元及以上	⊔
胃	胃镜检查	1＝＜50元；2＝50～99元；3＝100～149元；4＝150～199元；5＝200元及以上	⊔
大肠	肠镜检查	1＝＜50元；2＝50～99元；3＝100～149元；4＝150～199元；5＝200元及以上	⊔
肝	血液AFP＋B超	1＝＜50元；2＝50～99元；3＝100～149元；4＝150元及以上	⊔
肺	低剂量螺旋CT	1＝＜50元；2＝50～99元；3＝100～149元；4＝150～199元；5＝200～249元；6＝250元及以上	⊔
乳腺	超声＋钼靶	1＝＜50元；2＝50～99元；3＝100～149元；4＝150元及以上	⊔

5.4 假定这种将5～6种癌症一起"打包"筛查的方案会长期推行下去，且采取每3年一次的筛查间隔，但政府经费可能只支持一部分费用，需由个人支付一定费用，对此您是否愿意承担/支付部分费用？⊔

　　1＝愿意；　　　　　　　　2＝不愿意（转5.6）

5.5 若您愿意，你最多愿意承担/支付多少元？⊔

　　1＝＜50元；　　　　　　2＝50～99元；　　　　　　3＝100～199元；

　　4＝200～299元；　　　　5＝300～399元；　　　　　6＝400～499元；

　　7＝500～599元；　　　　8＝600～699元；　　　　　9＝700～799元；

　　10＝800～899元；　　　　11＝900元及以上

5.6 若您不愿意，原因是（可多选）：⎿_\|_\|_\|_\|_⏌

　　1＝费用难以承受；　　　　2＝没必要；　　　　　　3＝没时间；

　　4＝检查痛苦；　　　　　　5＝其他：＿＿＿＿＿＿＿

调查员姓名（签名）：＿＿＿＿＿＿＿　　　审核员姓名（签名）：＿＿＿＿＿＿＿

调查日期：⎿_\|_\|_\|_⏌年⎿_\|_⏌月⎿_\|_⏌日　　审核日期：⎿_\|_\|_\|_⏌年⎿_\|_⏌月⎿_\|_⏌日

附件4

表ST3潜在筛查服务接受方调查表

您好！我们是"北京城市癌症早诊早治项目卫生经济学评价研究"课题组的工作人员，今天是想了解一下您对癌症筛查和早诊早治服务的需求及意愿。本问卷没有标准答案，您的反馈将对国家癌症防控的政策制订提供重要参考信息。谢谢您的参与！

一、基本情况

1.1 您的实足年龄： |＿|＿|岁

1.2 您的性别： 1＝男； 2＝女 |＿|

1.3 您受过的最高教育： |＿|
    1＝未正式上过学； 2＝小学； 3＝初中；
    4＝高中/中专； 5＝大学/大专； 6＝研究生及以上

1.4 您的职业： |＿|
    1＝事业单位人员/公务员； 2＝企业人员/工人； 3＝公司职员；
    4＝个体户； 5＝自由职业者； 6＝农民/农民工；
    7＝无业人员； 8＝退休，之前职业：＿＿＿＿＿； 9＝其他：＿＿＿＿＿

1.5 您的婚姻状况： |＿|
    1－未婚； 2＝同居（不在婚但有伴侣）； 3＝已婚；
    4＝离婚； 5＝丧偶； 6＝其他：＿＿＿＿＿

1.6 您家里共同生活的有几口人？ |＿|

1.7 您全家2012年收入大约为多少元？ |＿|
    1＝2.0万元以下； 2＝2.0万～3.9万元； 3＝4.0万～5.9万元；
    4＝6.0万～7.9万元； 5＝8.0万～14.9万元； 6＝15.0万元及以上
    7＝不清楚或无法提供

1.8　您的医疗保障状态属于：　　　　　　　　　　　　　　　　　　　|__|

　　　1=城镇职工基本医疗保险；　　2=城镇居民医疗保险；　　3=新型农村合作医疗；

　　　4=商业医疗保险；　　　　　　5=公费医疗；　　　　　　　6=自费；

　　　7=其他，请说明：_____；　　　　　　　　　　　　8=不清楚

1.9　您的常驻地址：_____市_____区_____街道/社区

二、对筛查服务的需求

2.1　您是否曾做过癌症筛查（或称防癌体检、筛检、早诊早治、普查等）？　|__|

　　　1=未做过；　　　　　　　　　2=不太确定；

　　　3=做过，请在下表具体说明：

具体检查部位（如肺部、乳腺等）	最近一次时间（如2013-06-24）	检查项目（如X线片、B超等）

2.2　若不考虑费用等因素，您对癌症筛查服务是否有需求？　　　　　　|__|

　　　1=没有需求（选1者转跳问题2.5）；

　　　2=有需求，愿意接受；

　　　3=不清楚

2.3　您希望去以下哪种类型的机构接受筛查？　　　　　　　　　　　　|__|

　　　1=综合性医院；　　　　　　　2=肿瘤专科医院；

　　　3=专业体检中心；　　　　　　4=其他，请说明：_____

2.4　如可以选择，筛查机构的级别您倾向于：　　　　　　　　　　　　|__|

　　　1=级别越高越好；

　　　2=达到一定级别即可，门槛在：　　　　　　　　　　　　　　　|__|

　　　①=省/市级；　　　　　　　②=市/地区级；　　　　　　③=区县级；

　　　④=社区级别；　　　　　　　⑤=其他，请说明：_____；

　　　⑥=没概念

　　　3=没有想法；

　　　4=其他，请说明：_____（答题后转跳问题2.6）

2.5   您对筛查服务没有需求的原因（可多选）？　　　|_|_|_|_|_|_|

　　　1＝有单位组织的体检，包含癌症方面的检查；

　　　2＝感到身体不适或异常后，自行就诊；

　　　3＝可以自己直接去做临床检查；

　　　4＝不会得病，没必要接受筛查

　　　5＝担心筛查有危险／风险，不愿意参加；

　　　6＝其他，请说明：_____

2.6   有的筛查是一步走——直接做临床检查；有的是两步走：先通过问询生活习惯、既往病史等，判断若为"高危"，再做临床检查；对于这种用问卷初筛，发现问题后再行临床筛查的方式，下面哪种描述最能反映您的想法：　　　|_|

　　　1＝很好，因为不是每个人都需检查，这个评估可以避免不必要的麻烦；

　　　2＝不好，因为即便风险评估结果阴性，但担心被漏检，仍希望做进一步临床检查；

　　　3＝不好，即便风险评估结果为阳性，也不想去做下一步临床检查；

　　　4＝没有想法；

　　　5＝其他，请说明：_____

2.7   如果你家中或身边有50岁以上的父母、亲属或朋友，您会给予其怎样的建议？

　　　　　　　　　　　　　　　　　　　　　　　　　　　　|_|

　　　1＝建议其直接去做临床检查；

　　　2＝建议其参加癌症筛查，先做问卷风险评估，有问题再做临床检查；

　　　3＝不建议其参加癌症筛查；　　　　4＝没有想法

三、对筛查服务的支付意愿

3.1   对于癌症筛查服务的费用，您认为（选1～3者转跳问题3.3）：　　　|_|

　　　1＝全部由政府承担，个人不需付费；　　2＝个人可以承担全部费用；

　　　3＝没有想法；　　　　　　　　　　　4＝个人可以承担部分费用

3.2   对下表所列问卷评估和临床筛查，您个人分别最多愿意承担的费用比例为？

筛查内容及方法	费用/成本（元）	选项	请将比例编号填在此列↓
问卷调查和模型风险评估初筛	28		|_|
上消化道（包括胃和食管）镜检查	450	1＝<5%；　　　2＝5%～9%；	|_|
大肠镜检查	450	3＝10%～19%；　4＝20%～29%； 5＝30%～39%；　6＝40%～49%；	|_|
肝脏B超＋血液甲胎蛋白（AFP）检测	300	7＝50%～59%；　8＝60%～69%； 9＝≥70%；	|_|
肺部低剂量螺旋CT	450	10＝对筛查内容及方法没有概念	|_|
女性乳腺超声＋钼靶	300		|_|

3.3 假定这种将5～6种癌症"打包"筛查的方案会长期推行（全部检查的总费用约2000元），且采取每3年一次筛查，需个人支付一定费用（如统一支付一定费用，依据问卷评估结果仅安排高危个体接受免费临床检查），您愿意支付的最高费用额度范围是？ ☐

1＝不愿意支付；　　　　2＝＜50元；　　　　3＝50～99元；
4＝100～199元；　　　5＝200～299元；　　　6＝300～399元；
7＝400～499元；　　　8＝500～599元；　　　9＝600～699元；
10＝700～799元；　　　11＝800～899元；　　　12＝900元及以上

3.4 若社区问卷筛查免费，而临床筛查则按您享有的医疗保险规定报销，您的看法是： ☐

1＝完全可以接受；
2＝不能接受，我的保险门诊报销比例太低，自付费用太高；
3＝不能接受，检查费用很可能会在保险自付线以下，等同于全自费；
4＝不能接受，不愿付任何费用；
5＝不清楚，不知道我的报销比例是多少；
6＝其他，请说明：＿＿＿＿＿＿＿＿＿＿＿＿＿

调查员姓名（签名）：＿＿＿＿＿　调查日期：|__|__|__|__|年|__|__|月|__|__|日
审核员姓名（签名）：＿＿＿＿＿　审核日期：|__|__|__|__|年|__|__|月|__|__|日

附件5

表HL 居民肿瘤防治健康素养调查表

> 调查员填写：该居民是否为城市癌症早诊早治项目内部随访对象： |__|
>
> 1＝是，请填写F2随访问卷的ID号：|__|__|-| **F2** |-|__|__|-|__|__|__|__|→转跳至本问卷第二部分；
>
> 2＝否，为基于社区的居民→完成本问卷所有内容；
>
> 3＝否，为基于医院的患者→完成本问卷所有内容；
>
> 4＝否，为基于机构的职业人群→完成本问卷所有内容

　　您好！《城市癌症早诊早治项目》（简称"城癌项目"）是从2012年启动的一项国家重大公共卫生服务项目，主要是为我国十几个省市的城市居民提供五大类常见癌症的筛查服务。在整个项目过程中，居民大都是被动接受相关筛查服务，对于居民主动防治肿瘤的意识和意愿目前项目并未涉及。从肿瘤综合防治的角度来看，居民肿瘤防治的意识、意愿等信息的缺失将会影响工作的完整性。通过本次调查，我们希望了解一下，居民在肿瘤防治方面的意识、意愿及相关知识需求。您的参与将为"城癌项目"的综合评价和决策提供重要信息，谢谢您的支持！

一、基本情况

1.1　您的性别为：　　　　　1＝男；　　　　　　　2＝女　　　　　　　　|__|

1.2　您的年龄为：　　　　　　　　　　　　　　　　　　　　　　　　|__|__|岁

1.3　您的婚姻状况为：　　　　　　　　　　　　　　　　　　　　　　　|__|

　　　1＝未婚；　　　　　　　2＝同居（不在婚但有伴侣）；

　　　3＝已婚；　　　　　　　4＝离婚；　　　　　　5＝丧偶；

　　　6＝其他，请说明：_____

1.4　您受过的最高教育：　　　　　　　　　　　　　　　　　　　　　　|__|

　　　1＝未正式上过学；　　　2＝小学；　　　　　　3＝初中；

　　　4＝高中/中专；　　　　　5＝大学/大专；　　　6＝研究生及以上

1.5　您的职业：　　　　　　　　　　　　　　　　　　　　　　　　　　|__|

　　　1＝事业单位人员/公务员；　2＝企业人员/工人；　　3＝公司职员；

4＝个体户；　　　　　5＝自由职业者；　　　　6＝农民/农民工；

7＝无业人员；　　　　8＝退休，之前职业：＿＿＿＿＿；

9＝其他，请说明：＿＿＿＿＿

1.6　您家里共同生活的有几口人？　　　　　　　　　　　　　　|__|__|

1.7　您全家2014年收入约为多少元？　　　　　　　　　　　　|__|

1＝2.0万元以下；　　2＝2.0万～3.9万元；　　3＝4.0万～5.9万元；

4＝6.0万～7.9万元；　5＝8.0万～14.9万元；　6＝15.0万元及以上；

7＝不清楚或无法提供

1.8　您目前的健康状态是：　　　　　　　　　　　　　　　　|__|

1＝未被诊断过为癌症（转第二部分）；　　　　2＝患有癌症

1.9　具体患癌部位为：　　　　　　　　　　　　　　　　　　|__|

1＝肺；　　　　　　　2＝乳腺；　　　　　　　3＝结直肠；

4＝食管；　　　　　　5＝肝；　　　　　　　　6＝胃；

7＝其他，请说明：＿＿＿＿＿

二、预防意识

1＝是；2＝否；3＝不清楚（除2.1、2.2外，其余均使用此选项）	选项
2.1	您现在是否吸烟（指过去连续或累计吸烟6个月及以上且调查前30天内吸过烟者）？ 1＝是（请回答2.1.1）；　2＝否（请回答2.1.2）	|__|
2.1.1	如果您吸烟，在得知不吸烟能降低患肺癌的概率，您是否会戒烟或者减少吸烟？	|__|
2.1.2	如果您不吸烟，在得知被动吸烟会增加罹患肺癌的概率，您是否会介意别人在您附近抽烟或劝诫您的亲友戒烟？	|__|
2.2	您是否饮酒？　1＝是（请回答2.2.1）；　　2＝否（请回答2.2.2）	|__|
2.2.1	如果您饮酒，在得知饮酒能增加罹患多种患癌的概率，您是否会减少饮酒量？	|__|
2.2.2	如果您不饮酒或已戒酒，在得知饮酒能增加罹患多种患癌的概率，您是否会劝诫您的亲友减少饮酒？	|__|
2.3	在得知吃纤维类食物（蔬菜等）能预防结肠癌，您是否会适当多吃纤维类食物？	|__|
2.4	在得知饮食过烫、食用腌制食品或嚼食槟榔，会增加罹患食道癌、大肠癌及胃癌的概率，您是否会减少对过烫饮食、腌制食品或槟榔的摄取？	|__|
2.5	在得知感染幽门螺杆菌（通过口口传播）会增加罹患胃癌的概率，您外出就餐时是否会注意使用公筷？	|__|
2.6	在得知食用霉变的坚果（如花生）、干果（如核桃仁）、粮食（如麦类面粉、薯干）等会增加肝癌的罹患概率，您是否会杜绝食用霉变食物？	|__|
2.7	在得知乙肝能增加罹患肝癌的概率，您是否会支持通过接种乙肝疫苗来避免感染乙肝？	|__|
2.8	在得知使用雌性激素治疗更年期综合征会增加乳腺癌的罹患概率，您是否还会接受呢？（仅女性回答）	|__|
2.9	在得知锻炼能降低患癌的概率后，您是否会增加锻炼？	|__|

三、早发现意识

3.1 您觉得自己有患癌症的风险吗（癌症的危险因素有诸如直系亲属患癌症、吸烟、饮酒、低纤维饮食习惯、感染幽门螺杆菌、缺乏锻炼等）？　　　　　　　|__|

1＝有；　　　　　　　2＝无（转3.3）；　　　　　　3＝不清楚（转3.3）

3.2 当您觉得自己有患癌风险时，您会考虑去检查/体检/筛查吗？　　　　　　　|__|

1＝会（转到3.3）；　　　　2＝不会；　　　　　　3＝不清楚（转3.3）

3.2.1 您不考虑检查/体检/筛查的主要原因有哪些？（最多选三项）　　|__|__|__|

1＝经济原因；　　　　　　2＝时间原因；　　　　　3＝检查太烦琐费精力；

4＝检查可能带来痛苦；　　5＝觉得身体没出现症状，没必要；

6＝身体条件不允许；　　　7＝无人陪同；

8＝其他，请说明：_____

3.3 您近五年有做过定期体检吗？　　　　　　　　　　　　　　　　　|__|

1＝有；　　　　　　　　　2＝无（转3.3.2）

3.3.1 如果有，是哪种形式？　　　　　　　　　　　　　　　　　|__|

1＝单位体检；　　　　　　2＝个人自费体检；　　　3＝不清楚

4＝其他，请说明：_____

3.3.1.1 体检项目是否包括癌症筛查？　　　　　　　　　　　　　|__|

1＝是（转3.4）；　　　　　2＝否；　　　　　　　3＝不清楚

3.3.1.2 如果体检不含癌症筛查项目，您是否会坚持每3～5年进行自费癌症筛查呢？

|__|

1＝是（转3.4）；　　　　　2＝否；　　　　　　　3＝不清楚

3.3.1.3 您不会自费进行筛查或不清楚的主要原因是？（最多选三项，做完转3.4）

|__|__|__|

1＝经济原因；　　　　　　2＝时间原因；　　　　　3＝筛查太烦琐费精力；

4＝筛查可能带来痛苦；　　5＝觉得身体没出现症状，没必要；

6＝其他，请说明：_____

3.3.2 当您知道定期体检有助发现癌前病变或早期癌症，您是否会定期做含癌筛查体检？

|__|

1＝会（转3.4）；　　　　　2＝不会；　　　　　　3＝不清楚（转3.4）

3.3.2.1 您不会定期做包含癌症筛查的体检的主要原因是哪些？（最多选三项）

|__|__|__|

1＝经济原因；　　　　　　2＝时间原因；　　　　　3＝筛查太烦琐费精力；

4＝筛查可能带来痛苦；　　5＝觉得身体没出现症状，没必要；

6＝其他，请说明：_____

3.4 您是否会建议自己的亲人和好朋友去做癌症筛查？ |__|

　　1＝会（转4.1）； 2＝不会； 3＝不清楚（转4.1）

3.4.1 您不建议其进行癌症筛查的主要原因有哪些？（最多选三项） |__|__|__|

　　1＝亲友已在定期癌症筛查； 2＝没有必要建议，亲友已很注意这些；

　　3＝觉得亲友都很健康； 4＝觉得应该咨询相关专业人士；

　　5＝其他，请说明：_____

四、早诊断意识

4.1 一般而言，人群体检中只有个别人会查出问题；假如您体检中查出异常结果，您会否及时去医院寻求确诊？ |__|

　　1＝会（转4.2）； 2＝不会；

　　3＝视情况而定（转4.2）； 4＝拒绝回答（转4.2）

4.1.1 您不会去医院做进一步诊断的主要原因有哪些？（最多选三项） |__|__|__|

　　1＝经济原因； 2＝时间原因； 3＝太烦琐费精力；

　　4＝进一步诊断可能带来痛苦； 5＝觉得身体没症状，没必要；

　　6＝其他，请说明：_____

4.2 如果您的亲人或好朋友体检中查出异常结果，您是否会建议其及时去医院寻求确诊？

|__|

　　1＝会（转5.1）； 2＝不会；

　　3＝视情况而定（转5.1）； 4＝拒绝回答（转5.1）

4.2.1 您不会建议其去医院寻求确诊的主要原因有哪些？（最多选三项） |__|__|__|

　　1＝没有必要建议，亲友会主动去的； 2＝太烦琐，浪费其精力；

　　3＝进一步诊断可能给其带来痛苦； 4＝觉得其身体没出现症状，没必要；

　　5＝其他，请说明：_____

五、早治疗意识

5.1 通常人群筛查中个别人会查出问题，假如您被确诊为癌前病变或癌症，您会否积极治疗？ |__|

　　1＝会（转5.2）； 2＝不会；

　　3＝视情况而定（转5.2）； 4＝拒绝回答（转5.2）

5.1.1 您不会积极治疗的主要原因有哪些？（最多选三项） |__|__|__|

　　1＝经济原因； 2＝时间原因； 3＝治疗可能带来痛苦；

　　4＝身体状况差，不能治疗； 5＝早期治疗的效果不明确；

　　6＝其他，请说明：_____

5.2 如果您的直系亲属被确诊为癌前病变或癌症，您会鼓励他（她）积极治疗吗？ |__|

　　　1＝会（转6.1）；　　　　　　2＝不会；

　　　3＝视情况而定（转6.1）；　　4＝拒绝回答（转6.1）

5.2.1 您不会鼓励亲人积极治疗或不清楚的主要原因有哪些？（最多选三项）|__|__|__|

　　　1＝经济原因；　　　　　　　2＝时间原因；　　　　　　3＝治疗可能带来痛苦；

　　　4＝身体状况差，不能治疗；　5＝早期治疗的效果不明确；

　　　6＝其他，请说明：_____

六、对肿瘤防治知识的需求及途径

6.1 您觉得您需要了解更多的肿瘤防治知识吗？　　　　　　　　　　　　　　|__|

　　　1＝需要；　　　　　　　2＝不需要（转6.3）；　　　3＝不清楚（转6.4）

6.2 如果需要了解，您希望主要获得哪方面肿瘤防治知识？（最多选三项，做完转6.4）

　　　　　　　　　　　　　　　　　　　　　　　　　　　　　　　　　　|__|__|__|

　　　1＝肿瘤患病的诱因；　　2＝预防途径；　　　　　3＝症状表现；

　　　4＝诊断方法；　　　　　5＝治疗方法；　　　　　6＝治疗费用；

　　　7＝其他，请说明：_____

6.3 如果不需要，主要原因有哪些？（最多选三项）　　　　　　　　　　|__|__|__|

　　　1＝已经了解相关防治知识；　　　　　　　　　2＝没有时间去了解；

　　　3＝对相关防治知识不感兴趣；　　　　　　　　4＝没有精力去了解；

　　　5＝其他，请说明_____

6.4 您平时的肿瘤防治知识主要来自？（最多选三项）　　　　　　　　　|__|__|__|

　　　1＝广播或电视；　　　2＝书报、海报或宣传册；　3＝家人朋友；

　　　4＝医生或其他专业人士；　5＝医院或社区的讲座；　6＝计算机；

　　　7＝手机或平板；　　　　8＝肿瘤防治项目；

　　　9＝其他，请说明_____

6.5 您觉得您更容易接受哪种途径的知识传播？（最多选三项）　　　　　|__|__|__|

　　　1－广播或电视；　　　2＝书报、海报或宣传册；　3＝家人朋友；

　　　4＝医生或其他专业人士；　5＝医院或社区的讲座；　6＝计算机；

　　　7＝手机或平板；　　　　8＝肿瘤防治项目；

　　　9＝其他，请说明_____

6.6 接收到肿瘤防治知识后，您是否会去查找相关内容或者核实该知识的真实性？ |__|

　　　1＝是；　　　　　　　2＝否；　　　　　　　　3＝视情况而定

6.7 您觉得您参与《城市癌症早诊早治项目》最大的收获是？（最多选三项，仅参与过项目者填写）

　　　　　　　　　　　　　　　　　　　　　　　　　　　　　　　　　|__|__|__|

　　　1＝无收获；　　　　　　2＝更加关注癌症相关信息；

3＝了解如何预防癌症； 4＝了解癌症早期信号；

5＝了解癌症早治疗的优势； 6＝其他，请说明：＿＿＿＿＿＿＿＿

再次感谢您的参与！

调查员姓名（签名）：＿＿＿＿＿＿＿ 调查日期：|＿|＿|＿|＿|年|＿|＿|月|＿|＿|日

审核员姓名（签名）：＿＿＿＿＿＿＿ 审核日期：|＿|＿|＿|＿|年|＿|＿|月|＿|＿|日